大都會文化
METROPOLITAN CULTURE

大都會文化
METROPOLITAN CULTURE

大都會文化
METROPOLITAN CULTURE

大都會文化
METROPOLITAN CULTURE

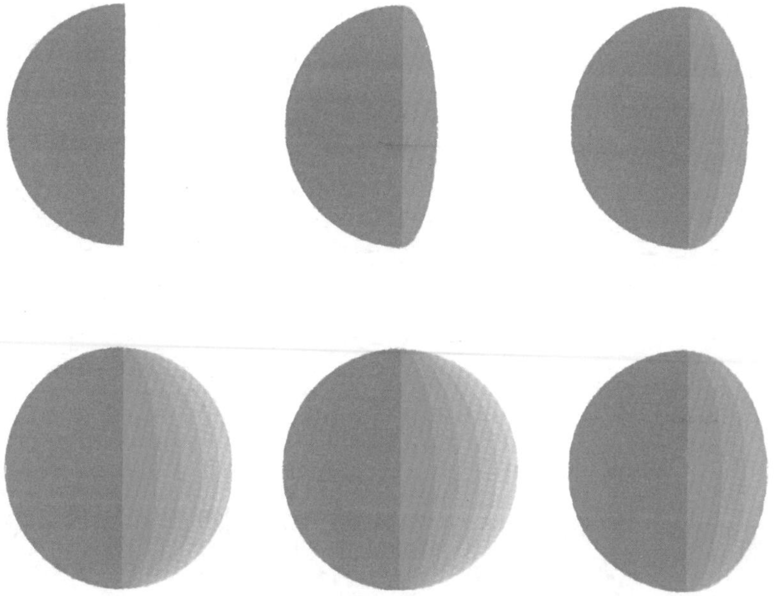

喚醒身體的自癒力

用禪的智慧幫你找回心中的平靜

包祖曉 醫師 著

喚醒自癒力

Contents

第六章　正念禪修及其在減壓和療癒疾病中的應用

第七章　療癒身心的禪語、詩偈和公案選析

喚醒自癒力

Contents

序

自古以來，人類從未停止過對健康和長壽的追求。但是，衰老、疾病和死亡卻始終在不遠處等著我們。不管現代醫療技術如何發達，疾病仍然是我們生活中一個不期而遇的困擾因素，它影響著我們的生活品質，有時甚至成為威脅我們生命的可怕殺手。

人們為了能夠在醫療條件好一些的醫院、找醫術好一點的醫生就醫，耗費大量的財力和人力，但是，依然沒有達到理想的效果，傾家蕩產仍未把病治好的情況還是比比皆是。

目前的過度醫療、過度檢查現象以及醫患矛盾問題，讓許多人對醫院望而卻步，轉而求助於養生和「治未病」。一時間，「講養生知識」、「寫養生書籍」、「做健康節目」……與健康有關的活動如雨後春筍般出現。

我們常常聽到有人說，雖然生活不順利，但至少我們還擁有健康，這便是好的。

德國哲學家海德格爾提出：「人是向死的存在。」如果從存在主義哲學和心理學的角度看，上述現象的背後原因可能是：在個體面對存在的既定事實時引發出來的衝突。這裡的「既定事實」是指某些終極關懷、某些人之所以為人的必然特質，主要包括死亡、自由與責任、孤獨和無意義。而這些必然特質會以健康焦慮、身體不適以及疾病的方式表現出來。

嚴複、馮友蘭等哲人指出，宗教主要功用在於教育信徒們如何從容面對死亡。遺憾的是，許多人的宗教感相對薄弱，故對死亡具有高度恐懼。目前的大眾主流文化，往往傾向迴避從個體性角度去討論死亡、自由、孤獨及意義問題。

作者曾經是名內科醫生，由於對疾病的藥物治療不甚滿意，轉而進入精神／心理健康領域，又在發現精神科藥物和常規的心理治療方法解決生命深層次問題的局限性之後，便一頭栽進禪學中，發現禪學在生命觀、健康觀、疾病觀等方面與存在主義哲學和心理學觀點是相通的，治病痛的方法與世界上許多療癒方法是相容的。

有鑑於此，作者以自己長期的臨床實驗為依託，在整理大量中國國內外文獻和臨床經驗的基礎上撰寫本書，書中對健康、疾病與「心」的關係進行了系統的分析與論證，結合禪學、存在主義哲學和心理學理論深入分析了健康和疾病背後的深層次原因；深入論述了調「心」在維護健康和治療疾病中的重要作用，以及禪學知識在調「心」和療癒方面的價值，對運用正念禪修減壓和療癒病痛的臨床經驗進行了系統總結，並附上典型案例；結合臨床經驗對療癒身心的常用禪語、詩偈和公案進行摘錄和分析。

本書最主要的價值，在於它給我們一個重要的提醒：健康是一種綜合的概念，健康的身體與健康的「心」密切相關；對於生命體來說，「心」更加重要，疾病只是我們生命過程中積存各種問題的一種最表像的反映；要擺脫病痛，必須從「心」入手，深入人的「存在性」方面以擺脫困境。

作者相信，如果現在所有的心理障礙患者和慢性病患者在接受現代正規醫療的同時，能運用禪學智慧去調理身心，喚醒我們每個人都擁有的自癒力，那麼，大部分的病情可以得到更好的改善，也可以大幅減少藥物的用量和種類，甚至有些心理障礙和慢性軀體疾病可以得到消除。這樣不僅減少了病人和社會的醫療支出，更重要的是，人會變得更健康，生命變得更有意義。

本書內容雅俗共賞，不僅適合慢性病患者、心理障礙患者、心身疾病患者以及患者家屬閱讀和使用，還可供健康保健人員、臨床醫護人員、精神／心理工作者閱讀和使用，對健康人群和高「壓力」人群的修身養性也非常合適。

此外，本書與《與自己和解：包祖曉醫師教你換位思考，重新擁抱自己，找回身心靈的平靜與健康》是姐妹篇，有興趣的讀者可相互參考。

Chapter 1

健康相關主題與「心」的關係

健康之神不在天上，
而在人間，它正是你本人！
——赫拉克利特

健康是人生寶貴的財富，也是人人都期望的。因此，正確認識健康的含義、把握住自己的健康就顯得非常重要。但是，就目前人們對健康的認識和維護而言，許多認知停留在表層，還有一些甚至是錯誤、有害的。本章將結合人的「存在性」困境，對健康的含義、養生熱、亞健康等健康相關主題的深層次問題進行探討。

健康的關鍵是「心」的健康

心理健康比生理健康更重要。

——馬斯樂

是健康還是生病的主要原因不是身體上的而是精神上的。

——安德魯・韋爾

隨著社會、經濟、科技的快速發展，人類對健康的內涵及外延的認識也在不斷地深化。所謂「無病即健康」已成為傳統的健康觀，而現代人的健康觀是「整體健康」。一九四八年世界衛生組織提出：「健康不僅僅是沒有疾病或虛弱，而是在身體上、心理上和社會適應能力上達到一個完美狀態。」在此基礎上，有學者提出：一個人只有在身體、心理、社會適應良好和道德健康這四個方面都健全，才算是完全健康的人。用德國哲學家叔本華的話說就是：「對於人的幸福發揮著首要關鍵作用的，是屬於人主體的美好素質，這些包括高貴的品格、良好的智力、愉快的性情和健康良好的體魄——總歸一句話『健康的身體加上健康的心靈』。」

軀體健康一般指人的生理上的健康。

心理健康主要表現為以下三個方面：（1）具備健康心理的人，人格完整，自我感覺良好，情緒穩定，積極情緒多於消極情緒，有較好的自控能力，且能保持心理上的平衡，能自尊、自愛、自信，而且有自知之明；（2）一個人在自己所處的環境中，有充分的安全感，且能保持正常的人際關係，能受到別人的歡迎和信任；（3）健康的人對未來有明確的生活目標，能切合實際地、不斷進取地實現理想和事業上的追求。

社會適應良好是指一個人的心理活動和各種行為，能適應當時複雜的環境變化，為他人所理解，為大家所接受。

道德健康最主要的表現是不以他人利益來滿足自己的需要，有辨別真偽、善惡、榮辱、美醜等是非觀念，能按社會認為規範的準則約束支配自己的言行，能為人們的幸福作貢獻。

在東方文化中，「心」具有其它文化所無可比擬、複雜多樣的意義，有心理學意義上的「心」，認識論意義上的「心」，形而上學意義上的「心」，還有人生哲學、道德哲學角度所談論的「心」。因此，健康定義中的心理健康、社會適應良好、道德健康都可歸入「心」的健康。此外，軀體健康與「心」的健康也是有莫大關係的。

臺灣醫生許添盛在《我心醫我病——新時代身心靈整體健康觀》中提出：「生存環境惡化、飲食失當、作息混亂都會減弱身體本來朝向健康的能力，但心靈的創造力比上述因素更具主宰健康的能力」；「年齡並不會減損生命的能量，只是讓我們汲取這份能量的能力減弱，對身體的懷疑和對存在的負面思考，阻隔了我們和這份能量的接觸，如果我們能重新找到和這份能量溝通的方式，就可能減緩老化」；「活力和健康是我們本然的狀態，只要我們能檢視自己的信念，為阻塞或扭曲的生命能量打開一條喜悅之道，身體就能得到健康」。

儘管這些觀點已得到了大量的醫學研究的證實，但人們仍對「心」與健康的關係不甚相信。正如格弗雷．考雷在二〇〇五年《新聞週刊》中寫道：「人們知道自己會在窘迫的時候臉龐通紅，知道自己會被嚇得心跳加速，也知道突如其來的壞消息會使自己如遭重擊。但是，他們卻不願相信單純的心理感受（比如孤獨、沮喪）會引起強烈的生理反應。」

下面以道德健康為例，談談「心」在健康維護中的重要性。巴西醫學家馬丁斯經過十年的研究，並用反證法證明，道德不健康會損害個體的健康水準。如一個有悖於社會道德準則、不履行應盡義務的人，陷入一種道德危機感中，其胡作非為必然導致緊張、恐懼、內疚等種種心理變化，食不香、寢不安，惶惶不可終日，進而會在不同程度上引起中樞神經系統、內分泌系統和免疫系統的功能失調，干擾其各種器官和組織的正常生理代謝，削弱其免疫系統的防禦功能，最終在惡劣心境的重壓和各種心身症狀的折磨下，誘發出各種疾病，或早衰，或喪生，比如屢犯貪污受賄罪行的人，就易患癌症、腦溢血、心臟病、神經質等病症而折壽；而與人相處正直善良，心地坦蕩，遇事處以公心，凡事想著他人，心理保持平衡，則能促進人體分泌更多的有益激素、酶類和乙醯膽鹼等，這些物質能把血液的流量、神經細胞的興奮性調節到最佳狀態，增加機體的抗病力。馬丁斯因此提出，善良的品性、淡泊的心境是健康的保證，良好的心理狀態能促進人體健康。此外，馬丁斯還發現，大凡長壽的老人，其百分之九十左右都是德高之人，這與孔子所提出的「德潤身」、「仁者壽」、「大德必得其壽」一致。究其原因，大致有以下方面：

（1）德高者心胸坦蕩能保持良好的心境

道德修養好的人，對人對事都能心胸開闊，無私坦蕩，故而無憂無愁，身心處於淡泊寧靜的良好狀態。而那些道德修養差的人，為了一己私利而挖空心思、不擇手段，自然會產生緊張、焦慮情緒，寢食難安。這種無形的負擔和壓力，會使身體長期處於壓力狀態，浸泡在過高的腎上腺素和皮質醇（壓力激素）當中。長此下去，容易使人陷入心理危機之中，出現心悸、失眠、焦慮、頭痛、頭暈、食慾下降等症狀，嚴重者還可誘發抑鬱症、焦慮症、軀體症狀障礙等精神疾病。同時，由於人體長期高壓壓力，免疫功能下降，也容易罹患心血管疾病、消化系統疾病、惡性腫瘤等軀體疾病。研究發現，那些經常懷有敵意、愛爭論的人，其冠狀動脈容易被堵塞，血壓容易波動，易患冠心病、高血壓。

（2）德高者良好的人際關係是心身健康的重要條件

生活在社會中，德高者尊重整個人類社會的需要，遵守社會道德規範，與人為善，敬畏生命，充滿信心和責任感，互諒互助，寬厚待人，能夠理性對待和妥善解決人際交往中的各種矛盾與衝突。在他們「與人為善」的助人行為中，會喚起他人對自己的感激、喜歡和熱情，由此可產生道德愉悅感，有利身心康健。這種感覺主要來自腦部的腦內啡，這種天然的鎮靜劑有助於免除精神緊張，體驗到幸福感。醫學研究表明，那些具有良好人際關係的人，比缺少社會關係的孤獨者要長壽，因為在幫助他人的過程中可實現自我的價值和良好感覺，能促進人體各組織器官功能的健全，使體內免疫球蛋白Ａ（IgA）和網狀內皮系統免疫功能增強，促進人的身心健康，發揮延年益壽的作用。

因此，健康的關鍵是「心」的健康。正如鐘南山院士提出：「健康的一半是心理健康，疾病的一半是心理疾病」；「最能使人短命夭亡的莫過於不良的情緒和惡劣的心境。」下面再舉兩例來說明：

南宋詩人陸游，享年八十五歲，在古代算是高壽之人。而他年輕時仕途、婚姻上頗為坎坷，晚年時的經濟狀況也不如意，但他能「八十身猶健，生涯學灌園」，「五畝畦菜地，秋來日荷鋤」地去堅持勞動，再加之有顆豁達之心，在晚年時還能保持耳聰目明、身體輕盈強健。

一九二八年出生的達芬尼．塞爾弗是模特兒圈內的一個神話。年過八旬的她說：「我的臉未動過任何手術，沒有注射過肉毒桿菌，沒有做過臉部提皮。我覺得那很浪費錢。自然是最美的」；「我從不為用什麼護膚霜之類發愁，有時用一點兒，我討厭無法打開瓶蓋還得挖剩下那點東西的感覺。」然而，這並不等於說達芬尼．塞爾弗不在乎養生。她喜歡運動，喜歡做瑜伽，甚至還能劈腿。問到她保持美麗的秘訣，她的回答是：對事物保持熱情。

養生熱與「心」的關係

不要懼怕你的生命終會結束，要擔心它根本沒有開始。

——約翰・紐曼

一些被證實有效的營養品，其實根本沒有科學依據。

——喬丹・魯賓

一、養生熱的現狀

數十年以來，世界衛生組織不斷地宣導健康醫學觀念，並於一九九六年提出：「二十一世紀的醫學不能繼續以疾病為主要研究領域，而應該以人類的健康為主要研究方向」。同一時期，在美國召開的「醫學目的的再審查」會議認為：「世界性的醫療危機，源於長期以來近代醫學模式造成技術統治醫學的結果。」這些新理念提示：我們不能只作為一個健康的旁觀者，把身體健康交給醫療機構和醫護人員；而是要做自己健康的主導者，擔負起對自身健康的責任。

這種重視健康、強調疾病預防的理念本身並沒有錯，但由於以下原因出現了風靡社會的「養生熱潮」：（1）公眾對這一理念的誤解；（2）部分媒體及醫療機構／人員的盲目、過度宣傳，邁克爾．菲茨派翠克《健康的暴政：醫生及生活方式的控制》一書中說，媒體用「危言聳聽的文獻和敏感的標題煽動了焦慮」；（3）甚至存在故意製造恐慌以獲取經濟利益的情況（如某些藥劑商、某些醫護人員為獲利而誇大某種疾病的危害，或生活用品製造商誇大某種生活用品對健康的損害等）；（4）國家公共政策一方面需要積極參與疾病問題，讓民眾有警覺，另一方面又需要降低人們對疾病的焦慮，在這一矛盾下，很容易造成微妙的風險關係。在這些因素的綜合作用下，從某種程度上可以說，對健康的狂熱追求有點類似宗教意義上的崇拜了。

下面試舉兩例我們身邊典型的養生熱例子：

（1）保健品一族

王女士有著令人羨慕、收入不菲的工作。她平時講究生活品質，注重健康，對美容、飲食的投資眼睛都不眨一下。她很少規律飲食，但是你會發現她會按時服用各種顏色、各種包裝的保健品，有鈣片、維生素、各種膠囊……根本是把「藥」當飯吃了。

李先生是一名私人企業老闆，工作壓力大，作息不規律，且經常為了應酬而酒肉穿腸過。不惑之年的他在朋友眼中滄桑了不少，於是李先生開始關注朋友圈裡轉傳的各種熱門養生保健文章，覺得不可虧待自己。家裡、辦公室裡存儲著各種包裝的參、茸、蟲草等補品，不時來一杯參茶、一盅補湯。李先生覺得熬夜再晚，也能精力充沛，這樣的投資，值得！

（2）養生節目的狂熱粉絲／瞎忙活一族

年過六旬的陳阿姨退休後在家享清閒，平時無所事事，逛逛公園，與退休族們閒聊。大家的話題很少離開如何預防中老年多發的軀體疾病以及如何延年益壽，但不是平時醫生子女的建議，而是電視裡一些所謂專家們養生課堂裡的「食療法」、「吃補法」、「修行法」。陳阿姨都聽進去了，既然那些食物可以降血壓、降血脂、降血糖以及軟化血管，反正花不了多少錢，那就試試看；練練氣功可以強身健體、治未病，也就照著做；今天這個節目裡提倡這種運動，明天那群人說什麼湯對身體有好處，不管怎麼入了耳，不知陳阿姨能堅持多久，或許這得要看哪天她看中了哪套節目、信服了哪位養生專家……

隨著這些養生熱者對於治未病、自救、長壽的熱衷，種種迷人的現象因此也就出現了：

1. 各類關於養生的書籍充斥書店，各種講座、節目成堆。
2. 「清腸只吃蘋果」、「紅酒可以多喝點」、「有機食品更營養」、「多吃堅果能健腦」、「基因改良食物易致癌」、「夏天該多吃ＸＸ」、「ＸＸ食物、ＸＸ運動可以延年益壽」……

這些奇談怪論被許多人奉為維持健康的圭臬。

（3）健康成了「放棄更高志向的人的安慰」、「生命意義的替代品」、「健康主義成了一種公共信仰」

健康的肉體代表著一種好的生活，壽命成了健康的一個重要衡量標準。在某種程度上，不少人用「活得更久」這樣一個缺乏意義和目的的問題替代「好的生活」這一道德問題，接受更多的限制，「犧牲重要的個人自由」。就像我們常常聽到有人說，雖然生活不順利，但至少我們還擁有健康，這便是好的。

（4）有些更為不幸者不僅沒活出生命意義，還因為養生把命給養沒了。

二、保健品的作用是安慰劑效應

現代人是出了名的愛吃保健品、愛吃藥，甚至許多受過現代醫學訓練的醫生也熱衷於給病人推薦補品／營養品、保健品以及所謂的中成藥。最近美國紐約州檢察長主持了一項調查，他抽查、檢測美國市面上最流行的一些保健品的成分，包括 GNC、沃爾瑪這些大品牌，結果出乎意料：這些廠商生產的人參、銀杏、聖約翰草（貫葉連翹）、紫錐菊、鋸葉棕等保健品分別都檢測不出這些草藥的 DNA，也就是說，它們都不含有所標識的有效成分，不管貼什麼標籤，成分都差不多，都是用輔料製成的，主要成分是大米、小麥等。

有人會說，我不知這些保健品裡含有什麼成分，是如何發揮效用的，但服用之後就是有效。其實，保健品發揮的只是安慰作用。在心理暗示的作用下，許多服用的病人有部分病情的確可能會好轉甚至痊癒。對住重症加護病房的病重病人來說，安慰劑的療效都可能達到百分之三十以上。

就保健品來說，安慰劑效應更明顯，因為服用保健品的人本來就大多是沒病找病的健康人或者所謂的亞健康人群，對保健品效果的評價更為主觀。在賣保健品的國內外媒體報導中，可以看到很多消費者現身說法，對保健品作出正面評價，紛紛作證這些保健品的效果。這裡面很難說沒有一些誇大不實的成分，而真正購買的消費者，會因為安慰劑效應，吃了不含任何有效成分的保健品也覺得有效、管用。

退一步說，就算保健品含有其標識的有效成分，也無法說明它就真的管用。目前並沒有哪種保健品被嚴格的臨床試驗證明的確有效果。如果證明了，在美國就會獲得食品藥品管理局的批准成為藥物了，之所以保健品而不是藥物向外兜售，就是因為尚未被證明有實際療效。

例如，番茄和茄紅素曾被列為抗癌保健品中的英雄。但是跟其他許多營養界的保健品一樣，並沒有研究可以證實茄紅素具有那些大肆宣傳的療效。哈佛大學發表的一條頭條就寫說：「茄紅素和番茄：無法抗癌」。這條頭條是針對一項包括了八個國家的兩千名參與者的研究結果而來，結論是：像茄紅素這樣的類胡蘿蔔素並不能預防前列腺癌。另外，美國食品藥物管理局檢驗了八十一項茄紅素的研究，結論是沒有任何一項研究具有可靠證據，可以證明服用茄紅素和患前列腺癌風險之間有任何關聯；他們同時檢視了攝取番茄的三十九項研究，但也只找到非常有限的證據來證明番茄和番茄製品可以減少罹癌風險。當然，如果您喜歡用番茄製作的食品，請盡量享用其美味；但如果只是因相信其殺癌、抗癌的作用而大量食用，就顯得有些愚蠢了。

正如吳山淨端禪師所說：「旱年祈得雨，高山好種田，吃菜若成佛，驢馬也升天。」

意思是說：鬧旱災的時候就要祈禱老天下雨，好讓高山上的人好好種田，不過，喜歡吃菜的人喜歡就好了，不要說什麼吃菜有功德，吃菜如果能成佛，驢馬早就升天了！

同樣的，曾經認為服用複合維生素能提高免疫力，預防心臟病或體內癌症的發展，但根據英國的八項研究結果分析，就是找不到複合維生素降低老年人感染的任何效果，維生素也不會減低進行放射線治療的乳腺癌患者的疲勞感。在年齡的另一頭，服用複合維生素的都市學童與沒有服用營養品的學童相比，不僅沒有考得更好，生病的天數也沒有減少。

此外，許多保健品已被發現具有許多不良副作用，例如，芬蘭在一九八五至一九九三年的研究報告顯示，服用β——胡蘿蔔素營養品的男性增加了百分之十八的肺癌發生率，而整體死亡率增加了百分之八。二〇一〇年一項針對瑞典女性的研究顯示，服用複合維生素長達十年的人，比沒服用的人乳腺癌診斷風險高出了百分之十九。這種副作用在中草藥為原料的保健品中同樣存在，例如，有學者報導，在連續服用人參超過一個月的一百三十三人中，大多數人出現興奮、失眠、神經衰弱、喉嚨癢痛或高血壓，有人還出現皮疹、水腫、清晨腹瀉等狀況。另外，有藥物研究表明，銀杏能抗凝血，聖約翰草能降低體內雌激素含量，紫錐菊會引起嚴重的過敏，而鋸葉棕櫚會干擾性激素代謝。

三、養生熱的背後是「心」的作用

（一）健康恐慌

邁克爾．菲茨派翠克在《健康的暴政：醫生及生活方式的控制》一書中提出：「現代人生活在一個前所未有的時代，這是一個奇怪的時代，一方面我們活得更長，愈來愈關注自己的健康，另一方面我們也前所未有地害怕我們周圍的世界。」這種畏懼會引起各種健康恐慌（或稱健康焦慮），表現出對健康的擔憂，確切地說是對「不健康」的擔憂，也就是害怕生病，其根源是害怕死亡（又稱死亡恐懼）。這是一種狀態或者症狀，每個人都可能出現，在中老年人中表現得特別突出。社會實際情況裡，中老年人的確是養生熱的主要參與人群。

從存在主義哲學與心理學的角度看，人自出生以後必然會存在著「生的欲望」與「死的恐怖」之本能，一方面，人類總希望自己不斷向上，不斷發展，追求更加美好的人生，進而表現出：不想得病，不想死，想生存；想活得更好，不希望被人看不起，希望得到別人的肯定和承認；想多知道一些知識，想學習；想變得了不起，想得到幸福；想提高和發展等。這種「生的欲望」是人們與生俱來的能量，這種能量如果向外發展，能產生高於常人的建設性作用。可以說，這種欲望是一種積極的精神動力。另一方面，自人類以文字記錄思想之初，就有一條令人敬仰的思想線索，強調生命與死亡交織。馬尼留提出：「我們在出生時就開始死亡；終點從起點就已經開始。」拉裡．羅森伯格也提出：「死亡並沒有在道路的盡頭等候著我們，它一直都在與我們同行。」換句話說就是，我們生命中存在著一條不證自明的真理：每件事物都會消逝，我們害怕消逝；可縱使要面對消逝和恐懼，我們不僅必須活下去，而且盡可能地活好。

因此，從某種程度上可以說，「養生」似乎是大眾為了使自己生生不息，調和「生的欲望」與「死的必然性」之間的矛盾，避免出現或緩解健康焦慮和死亡恐懼，有意或無意採取的措施。

（二）孤獨

孤獨也是存在主義哲學和心理學主要著眼解決的焦點問題之一，在老年人中尤為多見。被留守的父母，沒有子女的陪伴，整個家顯得寂靜而空虛。於是，他們成了空巢老人。拉布葉說過：「我們承受所有不幸，皆因我們無法獨處。」老年朋友儘管希望自己能夠不給下一代帶來負擔，但往往隨著年齡的增長，軀體疾病或多或少會自動找上門來，他們開始獨自面對身體的不適感，以及由此產生的恐懼、焦慮。當一個人害怕體驗由孤獨產生的焦慮時，他便千方百計地使自己保持忙碌，努力使自己的周圍處於鬧哄哄的狀態。就像美國早期時代的定居者經常在晚上敲打瓶瓶罐罐，發出很大的喧鬧聲把狼嚇跑一樣。養生熱的參與者透過頻繁地收看養生節目、參加養生講座和養生活動，讓自己處於喧鬧之中，避免產生孤獨的焦慮。

有一位養生忠實粉絲，受睡眠問題困擾多年前來諮詢，經過詢問病史、精神檢查、心理評估等相關檢測後發現，來訪者目前的焦慮情緒較為明顯。進一步瞭解後發現，該來訪者獨自一人生活已三年，子女長年在外做生意，孫子那輩也隨他們的父母生活，一年相見次數屈指可數，最近更是擔心自己和孩子們的身體健康，因為她目前照顧的哥哥正經歷著病痛的折磨，但是現在的醫療水準只能維持治療。所有這些，使她意識到自己的孤獨和隔絕，意識到個人在自然和社會面前的無助。為了抗拒孤獨帶來的焦慮感，該來訪者讓自己忙碌而「充實」地生活著，不僅收看各個電視頻道上的養生課堂，照著專家意見去進食和生活，還參加健身操、街舞、太極劍等養生活動。但是，一年下來對自己的睡眠卻沒有多少幫助。

可以看出，養生是大眾害怕赤裸裸地面對存在，逃避孤獨所用來打發時間的工具。某種意義上，養生活動與聽音樂、看電視、讀書、上網、聊天等娛樂活動的性質類似，都是人們用以避免孤獨、消除孤獨所採取的措施，僅是形式上的不同。

（三）價值感和意義感的缺失

存在的價值感和意義感也是存在主義哲學和心理學主要著眼解決的焦點問題。叔本華提出：「他們內在空虛、感覺意識呆滯、思想貧乏，這些就驅使他們投入到社交人群中。」菲茨派翠克也提出：「人們有時諮詢醫生並不是他們具有某些特定的症狀，而是去尋求一種心理慰藉。」同樣，養生熱者的心理動機可能是出於補償價值感和意義感的缺失。但是，這種補償卻是無效的。正如學者夏天成和湯先萍論證道：

健康促進無法填補純粹世俗理想的枯竭，就像好的生活無法用活得更久，這樣一個缺乏目的和意義的健康目標所替代。僅僅是健康促進無法使人和社會有意義，避免二手煙、謹慎使用疫苗或者採取什麼形式的性行為，無法使人完全擺脫精神上的苦惱，當涉及到痛苦、死亡或環境的毀滅，健康促進者難免陷入沉默。健康在缺乏意義的社會中成為一種善而存在，疾病作為一種惡與之相對應，討伐這種罪惡讓醫學在治療過程之外承擔了更多的（本身無法勝任的）職責。

這種情況在社會上甚為常見，許多養生熱的參與者往往是曾經遭受打擊而一蹶不振者、社會失能者、事業失敗者等等，他們潛意識地用健康焦慮來代替價值感和意義感缺失的痛苦。這樣，不僅可以避免意識到自己作為人的存在性痛苦，而且還可以心安理得地享受特殊照顧。

除了上述深層次心理原因之外，養生熱還有部分是出於從眾心理。在缺乏「界限意識」和「獨立思考」精神的文化傳統中，只要輿論一炒，他們就容易隨主流，跟著熱。當然，還有少部分原因是出自對目前的醫療水準、醫療環境不滿意、不信任的結果。

亞健康與「心」的關係

內心平衡的失去表現在身體上就是症狀。這就是說，症狀是信號和資訊的載體，它的出現中斷了我們生活一如既往的流程，並強迫我們去重視症狀。症狀提醒我們，我們這些人，作為有靈魂的生命，是生病了，也就是說我們失去了內心力量的平衡。

——托・德特勒夫森

一、亞健康概念和範疇的探討

伴隨著生物醫學模式逐漸向「生理—心理—社會」醫學模式的轉變，人們對健康的要求越來越高，對健康的認識也越來越深入。早在八〇年代中期，蘇聯醫學家 N.Berkman 教授透過研究發現，人體除了健康（第一狀態）與疾病（第二狀態）以外，還存在著一種非健康非疾病的中間狀態，並命名為「the third status」——第三狀態。到了九〇年代，王育學率先將這一狀態命名為「亞健康」。從此，亞健康成了各界人士的一個熱議話題。

縱觀所有關於「亞健康」的研究，不難發現，迄今為止對亞健康沒有統一的定義和診斷標準。有關亞健康的概念眾說紛紜。許多學者認為，亞健康的術語犯了範疇錯誤，而範疇錯誤必然會導致虛假問題的產生。例如，哲學教授張功耀在部落格上的一篇文章中提出：

> 依據亞里斯多德的邏輯學，概念構造中第一個要注意的，是概念的指稱要明確。諸如「圓的方」或「方的圓」都是不合格的概念構造，因為他們的指稱不明確。事實上，「亞健康」這個概念等於是在說「有病的健康人」或「健康的病人」。這無異於「圓的方」或一個「方的圓」。因此，單從邏輯學上分析，「亞健康」就是一個不合邏輯學基本規則的概念構造。

中醫師潘德孚持相似的觀點，並在《人體生命醫學》中提出：

> 現在大談亞健康，卻不知什麼叫健康。連健康是什麼都還不知道，怎麼就講起亞健康來呢？亞健康的意思是有很多人其實不是那麼健康的，應該去吃補藥，吃保健品，去醫院檢查，這就是亞健康概念出來的目的。然而，它對我們有什麼好處呢？一點也沒有。它製造了某種心理恐慌，讓我們失去對自己生命自組織能力的自信，轉而去信仰醫院裡的理化儀器；同時也製造了一種社會導向，讓民眾將大把大把的金錢花在保健品或醫院上，然後再用所謂的保健品將自己吃出疾病來。

我們認為，亞健康的概念是空泛的，在實踐中基本上沒有可操作性，甚至會產生不良的後果。

首先，「健康」的反面是「不健康」，不是「疾病」，而「疾病」屬於「不健康」範疇。Berkman 提出的「一種非健康非疾病的中間狀態」，指的是尚未達到疾病診斷標準的不健康狀態。目前國內的許多學者提出，一個人在軀體健康、心理健康、社會適應良好和道德健康四個方面皆健全才算健康。由此推測，除健康之外的狀態全部是不健康狀態。因此，目前占主流的

「亞健康」概念實質上是指一種不健康狀態，只是這種不健康狀態尚未滿足目前相應疾病的診斷標準而已。還有一種可能是，我們坐井觀天，自己不認識疾病，就認為該疾病不存在。

其次，有臨床工作經歷的人都知道，大部分疾病都有一個發展過程，許多疾病在早期階段具有很高的臨床誤診率和漏診率。例如，惡性腫瘤發病率較高，但早期診斷困難，尤其部分惡性腫瘤在其原發病灶確診前，因累及中樞神經系統、周圍神經、肌肉等而表現為副腫瘤症候群，使臨床表現不典型、多樣化，很容易導致早期誤診。如果在沒發現惡性腫瘤的原發病灶之前簡單地冠以「亞健康」，這種後果是可想而知的。

再者，如果病人自己確實感覺到了軀體和心理上的種種不適，但在綜合性醫院和中醫院經各種檢查又沒有發現問題，這個時候就應該到精神專科醫院或心理衛生科就診了。因為綜合性醫院和中醫院的醫生對包括抑鬱症在內的許多精神障礙的識別率非常低，漏診率和誤診率很高。例如，流行病學調查表明，各類精神疾病都有嚴重的功能缺損，而且很大比例的患者未得到治療，抑鬱障礙患者從未就醫者高達一半以上；一般內科醫生對於包括抑鬱症在內的心理障礙的識別率只有百分之十五左右，導致只有大約四分之一的病人能接受正規治療。被漏診的這部分人群很多就被歸入了「亞健康」。

另外，從以往亞健康的研究過程和研究方法看，研究者在社區篩選的「亞健康」人群和經過體檢排除的「有病」人群其實並未除外抑鬱症、神經症性障礙、人格障礙等精神疾病。

二、從亞健康的診斷標準和臨床表現探討其與「心」的關係

目前有關亞健康的診斷標準是二〇〇六年《亞健康中醫臨床指南》。該指南將亞健康的判定標準規定如下：

（1）以疲勞，或睡眠紊亂，或疼痛等軀體症狀表現為主；

（2）以抑鬱寡歡，或焦躁不安、急躁易怒，或恐懼膽怯，或短期記憶力下降、注意力不能集中等精神心理症狀表現為主；

（3）以人際交往頻率減低，或人際關係緊張等社會適應能力下降表現為主。

上述三條中的任何一條持續發作三個月以上，並且經系統檢查排除可能導致上述表現的疾病者，均可診斷為個體處於亞健康狀態。

該指南中有關亞健康的臨床表現及分類如下：

軀體亞健康可表現有疲乏無力、肌肉及關節酸痛、頭昏頭痛、心悸胸悶、睡眠紊亂、食慾不振、脘腹不適、便溏便祕、性功能減退、怕冷怕熱、易感冒、眼部乾澀等。

心理亞健康可表現有情緒低落、心煩意亂、焦躁不安、急躁易怒、恐懼膽怯、記憶力下降、注意力不能集中、精力不足、反應遲鈍等。

社會交往亞健康表現在個人不能較好地承擔相應的社會角色，工作、學習困難，不能正常地處理好人際關係、家庭關係，難以進行正常的人際交往等。

有精神衛生科／心理科臨床經驗的醫生很容易看出，上述亞健康的診斷標準和臨床表現與許多心理障礙的診斷標準是重疊的。換句話說就是，目前所謂的亞健康大部分可能是抑鬱症、神經症性障礙、創傷後壓力症候群、心理生理障礙、人格障礙等心理障礙以及慢性疲勞症候群。下面這則來自《健康時報》的案例就是其例：

今年四十歲的王先生管理著一個不大不小的工廠，可謂事業有成。工作上忙了，身體似乎有些吃不消。近一年以來，他感覺自己總是睡不好，做起事缺乏熱情，總是覺得很疲勞。王先生想，自己也許是「亞健康」吧，於是就自己進補。可是補了一年，不見好轉，問題反而更加嚴重，不僅不想吃飯，連夫妻生活也力不從心。

王先生到醫院做了全套檢查，就是查不出什麼問題。最後他聽從醫生建議到心理衛生科看看。並發現了問題所在，原來王先生患了抑鬱症。經過治療，王先生的情況便明顯好轉。

若病人確實感到軀體或心理上的不適，但在正規醫院檢查又未發現問題，不能就此簡單地歸於「亞健康」範疇。其實，這樣的病人應到精神、心理科就診。但由於文化和社會習俗原因，病人就診時很少主動告訴醫生自己情緒低落、不開心，而以頭痛、睡不著、疲勞、吃不下飯等軀體症狀代替。

為了更容易理解亞健康與心理障礙的關係，下面列舉若干心理障礙的臨床表現，有心的讀者對照一下，自然就會明白，大部分被炒熱的「亞健康」問題可以用「心」的問題來解釋：

1. 抑鬱症

抑鬱症主要表現為情感低落、思維緩慢、語言動作減少和遲緩，起病緩慢，往往先有失眠、乏力、食慾不振、工作效率低和內感性不適。

（1）情感低落、沮喪憂慮。常表現愁眉不展、憂心忡忡，對前途悲觀失望，生活興趣索然，甚至有強烈的自殺欲望。病人有時可表現心煩意亂、焦慮不安，惶惶不可終日，或緊張高亢。自感疲勞無力、不思飲食。有的病人情感低落有晝重夜輕的特點。

（2）思維明顯緩慢，對問話反應遲鈍，注意力難以集中，記憶力減退，自感腦子遲鈍，聯想困難。語言少、聲音低。隨著症狀加重，病人的自責、內疚觀念加重，成為妄想，常見為自責妄想，也可有貧窮妄想、疑病妄想。

（3）病人活動減少，甚至終日獨坐一處不與他人交往，逐漸發展到不去工作、疏遠親友、迴避社交，對過去的愛好和生活樂趣全部喪失。嚴重者出現自殺行為以求解脫。病人往往疏於操持家務，重者連吃、喝、個人衛生都不顧。走路行動緩慢，嚴重時不語、不食、不動，可成為抑鬱性木僵。睡眠障礙明顯，主要症狀為早醒。

（4）病人可出現軀體症狀，如口乾、噁心、嘔吐、便祕、消化不良、胃腸功能減弱、心悸、胸悶、憋氣、出汗等。百分之七十左右的病人出現食慾減退、體重下降。男性病人可能出現陽痿，女性病人則有可能表現為性致缺失和閉經。

2.適應障礙

適應障礙的症狀表現多樣，按主要精神官能症症狀可分為以下類型：

（1）以情緒低落、憂傷易哭、悲觀絕望等為主的抑鬱型，或以焦慮、煩惱、害怕、敏感多疑、緊張顫抖、願向別人傾訴痛苦等為主的焦慮型。

（2）以翹課、曠工、鬥毆、粗暴、破壞公物、目無法紀和反社會行為等為主的品行障礙型；以孤獨、離群、不參加社會活動、不注意衛生、生活無規律等為主的行為退縮型；以影響學習或工作、效率下降（成績不佳）為主的工作學習能力減弱型。

（3）許多病人出現的症狀是綜合性的。如一個少年和親人分離後，表現為抑鬱、易怒、不知所措和暴力行為，則根據其突出症狀分型，假如無突出症狀則為混合型。病人常伴有睡眠差、心慌、頭痛、食慾不佳等生理功能障礙。

3.廣泛性焦慮症

廣泛性焦慮症的臨床表現主要有以下方面：

（1）以缺乏明確物件和具體內容的提心吊膽和緊張不安（自由浮動性焦慮），或對現實生活的問題過分擔心或煩惱（過分擔心的期待）為特徵。有顯著的植物神經症狀、肌肉緊張和運動性不安，病人難以忍受又無法解脫。起病緩慢，常無明顯誘因。

（2）病人常處於心煩意亂，怕有禍事降臨的恐慌預感之中。

（3）常伴有植物神經症狀，如心慌、胸悶、氣急、頭暈、多汗、面部潮紅或蒼白、口乾、吞咽梗阻感、胃部不適、噁心、腹痛、腹脹、腹瀉、頻尿等。有的病人表現為易驚嚇，對外界刺激易出現驚跳反應，注意集中困難，難以入睡、容易驚醒、惡夢、易怒等過分警覺表現。有的可出現陽痿、早洩、月經紊亂和性欲缺乏等性功能障礙。

（4）運動性不安：表現搓手頓足、緊張不安、來回走動、不能靜坐等。

4.軀體化障礙

軀體化障礙主要表現多種多樣、經常變化的軀體症狀，症狀可涉及身體的任何系統或器官，最重要的特點是壓力引起的不快心情，以轉化成軀體症狀的方式出現。最常見的是胃腸道不適（如疼痛、打嗝、胃酸逆流、嘔吐、噁心等）、異常的皮膚感覺（如瘙癢、燒灼感、刺痛、麻木感、酸痛等）、皮膚斑點，性及月經方面的主訴也很常見，常存在明顯的抑鬱和焦慮。可有多種症狀同時存在。病人為此進行過許多檢查，均沒有陽性發現，甚至手術探察卻一無所獲。常為慢性波動性病程，並伴有社會、人際及家庭行為方面長期存在的嚴重障礙，很少能夠完全緩解。女性遠多於男性，多在成年早期發病，女性最早的症狀可能與性方面的困難或婚姻、戀愛問題有關。有的病人因經常接受治療，經常導致藥物依賴或濫用。

5. 疑病症

疑病症是指病人以擔心或相信患嚴重軀體疾病的持久性優勢觀念為主（疑病觀念）。病人因此反覆就醫，各種醫學檢查陰性和醫生的解釋均不能打消其疑慮。即使病人有時存在某種軀體障礙，但不能解釋所訴症狀的性質、程度，或病人的痛苦與優勢觀念，常伴有焦慮或抑鬱。對身體畸形（雖然根據不足）的疑慮或優勢觀念也屬本症。常見表現如下：

（1）常在軀體疾病或精神刺激誘因作用下發病，表現對身體健康或疾病過分擔心，其嚴重程度與實際健康狀況不相稱。

（2）常見敏感多疑、對健康過分關切並要求較高的個性特徵，對日常出現的某些生理現象和異常感覺（如心慌、頭昏、腹脹等）作出疑病性解釋。

（3）病人的疑病觀念根深蒂固，缺乏充分根據，但不是妄想，因為病人也知道自己的疾病證據不充分，才迫切要求檢查和治療。

（4）雖經反覆就醫或醫學檢查，但陰性結果和醫生的合理解釋不能打消其疑慮。

（5）起病大多緩慢，病程持續，症狀時輕時重，常導致社會功能缺損。

6. 軀體形式的自主神經功能紊亂

該紊亂主要表現為受自主神經支配的器官系統（如心血管、胃腸道、呼吸系統）發生軀體障礙所致的精神官能症狀。病人在自主神經興奮症狀基礎上，又發生了非特異，但更有個體特徵和主觀性的症狀，經檢查這些症狀都不能證明有關器官和系統發生了軀體障礙。常見臨床特點如下：

（1）主要或完全受自主神經支配與控制的器官系統，發生功能障礙所導致的症狀。

（2）最常見、最明顯的是與心血管系統（心臟神經症）、呼吸系統（心因性過度換氣和咳嗽）和胃腸系統（胃神經症和神經性腹瀉）相關的軀體不適。

（3）症狀通常分為兩種類型：第一種類型的特點是，以自主神經興奮的客觀體徵為基礎，如心悸、出汗、臉紅、震顫；第二種類型的特點是，具個體特異性和主觀性，而症狀本身是非特異的，如部位不定的疼痛、燒灼感、沉重感、緊束感、腫脹感等。

（4）病人把症狀歸於特定的器官或系統（與自主神經症狀相同的系統）。但任何一種類型症狀，都無法找到有關器官和系統存在器質性病變的證據。

（5）本病的特徵臨床相在於以下三方面的結合：明確的自主神經受累、非特異性的主觀主訴，以及病人堅持將之歸咎於某一特定的器官或系統。

（6）許多病人存在心理壓力和心理問題。

（7）有時可有生理功能的輕度紊亂，如打嗝、胃腸脹氣、過度換氣，但這些本身並不影響相應器官或系統的基本生理功能。

總之，「亞健康」的概念是空泛的，不科學的，不符合邏輯的。所謂的「亞健康」大部分可能屬於心理障礙範疇。

Chapter

2

疾病與「心」的關係

心者，五臟六腑之主也……
故悲哀愁憂則心動，
心動則五臟六腑皆搖。
——《靈樞・口問》

得神者昌，失神者亡。
——《素問・移精變氣論》

人是一個整體，對疾病的認識與對人自身的認識是分不開的。古希臘有句諺語說：「知道是誰生了病，比知道他生了什麼病更重要。」，柏拉圖提出：「醫生所犯的最大錯誤在於，他們只治療身體，而不醫治精神。但精神和肉體是一個整體，不能將它們分開。」因此，我們談論疾病，不能只談「身」，還要考慮「心」，下面將從軀體症狀常常是心理障礙的表現、「心」的因素是疾病的重要原因、軀體患病後勢必影響「心」等方面對疾病與「心」的關係進行探討。

軀體症狀常常是心理障礙的表現

我們的身體本身就是靈性的物質性存在，我們需要用更多的智慧，去理解身體所負載的靈性訊息。

——許添盛

由於心身一體，兩者相互影響，心理障礙經常表現出軀體症狀，有時由於軀體症狀太明顯，出現軀體症狀掩蓋心理症狀的情況。在東方，受恥感文化、面子文化等影響，這種情況尤其明顯。在心理衛生科接觸到很多患者會這樣說：

「醫生，我心理沒問題，主要是來治療睡眠問題」；「這十天半個月來總是很累，覺得手腳沒力氣，家事做不起來，除心理科之外，醫院的各科都差不多看遍了」；「身體檢查都沒大問題，內科醫生建議我來你們這裡看看」；「我只是頭痛，神經內科醫生怎麼叫我到心理科看，沒搞錯吧」；「我覺得就是太虛了，待會兒要去看中醫」。

美國人類學家和精神病學家凱博文教授在中國大陸研究時發現，在所有抑鬱症患者表述的主要症狀中，出現頻率位元列前四位元的症狀依次是：頭痛占百分之九十失眠占百分之七十八，頭暈占百分之七十三，疼痛占百分之四十八，而抑鬱只占百分之十。下面這則病例即是典型的例子：

十六歲男孩頭痛胃痛原來是抑鬱症在作怪

小林是一個十六歲的男孩，最近四五年來一直受頭痛、胃痛的困擾。母親帶著他到處看醫生、檢查、吃藥，看過的醫生不下二十個，做的檢查單比病歷本還厚，檢查結果基本沒有異常，搞不清楚是什麼毛病，總是在服藥，症狀也不見得好轉。小林的正常生活受到影響，學習成績明顯下降。

「從小林走進心理諮商門診的診室，就看到他一直皺著眉頭，面部所有肌肉無不顯示出他的痛苦。家長說孩子覺得自己的毛病可能是心理作用的結果，要求來看看。」台州醫院心理諮商門診醫生包祖曉說。

小林的病歷顯示，該做的檢查都已經做過了，甚至不少是重複檢查，只有胃鏡提示慢性淺表性胃炎，但是症狀也沒那麼嚴重，而且服用相應的藥應該有效。

包祖曉與小林進一步交談時，發現其存在持久的情緒低落、高興不起來、什麼事情都懶得做（除了上網）；同時還有緊張不安，尤其是說到課業時；與父母的關係出現危機，幾乎對他們的任何言行都感到心煩；身體不舒服是小林的另一大症狀群，主要包括頭痛、腹痛、乏力、睡眠不好。接下來的心理評估提示小林有明顯的抑鬱和焦慮情緒，人際關係和自信方面也存在問題。

原來是抑鬱症惹的禍

「根據這些症狀和心理評估，我們可以肯定小林患了抑鬱症。」包祖曉說。明確了診斷後，小林接受了一系列藥物治療，並且透過每週一次的心理諮商尋找抑鬱情緒的心理社會原因，如不合理的認知、父母的不恰當教育方式，增強自信，改善親子關係。經過三週治療，小林自述疼痛等軀體症狀已經基本消失。

「不論是成人還是兒童青少年，類似的情況並不少見。」包祖曉說。據統計，六成以上的抑鬱症患者因這痛那痛而被誤診，而伴有軀體疼痛的青少年抑鬱症則更容易被忽視，因為人們不大相信小孩子也會得抑鬱症，家長只是把疼痛看作生病了，而學習成績下降則認為是不努力的結果。延誤診治不但使病情不斷加重，而且使患者及其家庭背負沉重的經濟負擔，就如小林的媽媽在一旁抱怨不知花了多少錢！

警惕疼痛背後的危險信號

世界精神衛生聯合會的一項研究表明，抑鬱患者中有百分之七十左右在就醫時的主訴症狀是軀體不適，百分之四十左右的抑鬱症患者則承受著慢性疼痛。在抑鬱症患者中，疼痛性軀體症狀發病率很高，最常見的是頭痛、背痛、胃腸道疼痛以及部位不明確的疼痛。

抑鬱情緒與疼痛經常伴發（共患機率為百分之五十左右），且相互影響，儘管兩者的因果關係尚不明確，但對於慢性疼痛，不論是醫務人員還是患者，都須警惕是不是抑鬱症在作怪。

類似小林的情況臨床非常多見，由於軀體症狀過於明顯而導致這類患者的抑鬱症診斷常被遺漏，而誤診為其它疾病，如血管性／神經性頭痛、胃病、甲狀腺功能亢進、關節炎、植物神經功能紊亂等。

除了抑鬱症之外，其它的心理障礙如焦慮症、心理生理障礙也表現出許多軀體症狀，而軀體症狀障礙甚至以軀體症狀為核心表現。下面這四例就是以不同的軀體症狀表現出來的急性焦慮症（驚恐發作）。

病例 1：「發痧」

女，四十歲，三年來反覆出現呼吸困難、頭暈、噁心想吐、乏力，患者自稱老是「發痧」，三天兩頭服用藿香正氣水、十滴水之類的藥物，還經常刮痧，身體上瘀斑不少，因為這個問題，苦惱萬分，正常生活受到限制，後經人介紹來精神衛生科就診，藥物治療結合心理治療四週後，「不發痧了」。

病例 2：「心臟病」

男，三十六歲，搓麻將時突發胸悶氣短、心慌、雙手無力發麻，本人事後描述難受得不得了、簡直要死去。牌友趕緊將其送至醫院急診科，做相關身體檢查（如心電圖、胸片、化驗等）除心率過高之外無任何異常，打針後症狀緩減。一個月內發作兩次，自己非常擔心，至呼吸科、心血管科就診，相關體檢及輔助檢查無任何異常。內科醫生轉介到精神衛生科就診。開始患者不能接受這是心理問題，覺得自己真的是身體有問題，怎麼會是心理作用呢，肯定是有其他什麼毛病還沒查出來，所以隨時有危險。經早期小劑量抗焦慮藥物加心理治療，兩個月後明顯好轉。

病例3：「氣喘」

女，二十六歲，某次吃飯時突然覺得食物掉進氣管或肺部而出現胸悶、心慌、喉嚨異物感、肢體發麻，內心非常害怕，有要死去的感覺，三十分鐘後症狀漸漸緩減，去醫院檢查支氣管鏡、胃鏡、胸片等無異常。之後幾天，膽子變小，害怕一個人，害怕再發作，常常感到背部發燙，清嗓子吐唾液明顯增多，不敢離開醫院，因此留院觀察。急診科醫生建議到精神衛生科就診，經心理治療兩週後焦慮明顯改善。

病例4：「喉嚨異物」

反覆發作呼吸急促、胸悶二十年，一直在呼吸科就診，診斷為氣喘，每次發作時使用噴霧劑可緩解，但事實上從臨床症狀以及肺部聽診、肺功能、發作誘因等來看，都不支援氣喘的診斷。呼吸科醫生轉介來精神衛生科就診，藥物治療加心理治療六週，已經停用氣喘用藥，症狀無再發作。

因此，當軀體症狀久治不癒的時候，需要重新思考一下，是否其實是「心」在作怪呢？

「心」的因素是疾病的重要原因

身體乃人類內在神性具體化的呈現，擁有絕佳自我平衡及自我療癒的功能，大部分肉體的病痛根源並非來自肉體，而是這個人的思想、情感、僵化的生活模式，或痛苦的生命困境反映在肉體上的結果。

——許添盛

精神內傷，身必敗亡。

——《素問・疏五過論》

一、與「心」關係密切的疾病

隨著社會的進步與醫藥科學的發展，單純的生物醫學模式已不能解釋人類健康與疾病的全過程。一九七七年，美國精神病學家恩格爾教授正式提出生物—心理—社會醫學模式的概念，並為醫學界所接受。

事實上，大部分疾病與「心」都存在著關係，因此，許多傳統的軀體疾病現在被稱為了心身疾病，它涉及人體各個系統相應的疾病，如消化系統、呼吸系統、循環系統、神經系統、內分泌、骨骼肌肉系統、泌尿生殖系統、皮膚科、耳鼻喉科、眼科、口腔科、兒科、婦產科、腫瘤科等。有作者甚至提出，幾乎所有的疾病都可以被稱為心身疾病。例如，趙志付教授曾把常見的心身疾病分為十五大類（括弧內為中醫病名）：

（1）消化系統心身疾病：包括胃和十二指腸潰瘍（胃痛）、慢性胃炎（胃痞）、胃神經症（胃脹）、潰瘍性結腸炎（泄瀉、痢疾）、腸神經症（泄瀉）、習慣性便祕（便祕）、慢性肝炎（脅痛）、慢性膽囊炎（膽脹）、慢性胰腺炎（腹痛）、食道神經症（梅核氣）等。

（2）血管系統心身疾病：包括原發性高血壓病（眩暈）、原發性低血壓病（眩暈）、冠心病（胸痺）、心律不整（心悸）、心臟神經症（胸痺）、雷諾症（厥證）、β受體高敏症（心悸）、心因性暈厥（厥證）等。

（3）呼吸系統心身疾病：包括支氣管氣喘（氣喘）、過度換氣症候群（喘證）、神經性咳嗽（肝咳）等。

（4）神經系統疾病：包括腦中風（中風）、癲癇（癇證）、血管神經性頭痛（頭痛）、緊張性頭痛（頭痛）等。

（5）內分泌系統心身疾病：包括糖尿病（消渴）、甲狀腺機能亢進（癭病）、肥胖症（痰病）、尿崩症（消渴）、心因性多飲（消渴）等。

（6）**泌尿生殖系統心身疾病：**包括前列腺炎（白濁）、過敏性膀胱炎（淋症）、尿道症候群（淋症）、原發性性功能障礙（陽痿、早洩）等。

（7）**骨骼肌肉系統心身疾病：**包括類風濕病（痺證）、全身肌肉痛（痺證）、書寫痙攣（振顫）、局部性肌痙攣（振顫）等。

（8）**外科系統心身疾病：**包括腹部手術不適症候群（腹痛）、腸粘連症（便祕）等。

（9）**婦產科心身疾病：**包括經痛（痛經）、閉經（經閉）、月經不調（月經先期、後期、先後不定）、功能性子宮出血（崩漏）、更年期症候群（絕經期前後諸症）、不孕症（不孕）等。

（10）**兒科心身疾病：**包括神經性厭食症（厭食）、遺尿症（遺尿）、腹痛（腹痛）、頭痛（頭痛）等。

（11）**皮膚科心身疾病：**包括濕疹（濕毒瘡）、牛皮癬、痤瘡（粉刺）、斑禿（油風）、慢性蕁麻疹（風疹塊）、多汗症（汗證）、皮膚瘙癢症（風瘙癢）等。

（12）**眼科心身疾病：**包括原發性青光眼（五風內障）、中心性視網膜炎（視惑）、飛蚊症（雲霧移睛）、白內障（圓翳內障）、眼睛癔症（暴盲）等。

（13）**耳鼻喉科心身疾病：**包括心因性耳聾（耳聾）、梅尼爾症候群（眩暈）、失音（喉瘖）、過敏性鼻炎（鼻鼽）等。

（14）**口腔科心身疾病：**包括口臭（口臭）、口腔潰瘍（口瘡）、特發性舌痛（舌痛）、心因性牙痛（牙痛）等。

（15）腫瘤科心身疾病：包括胃癌（積聚）、肝癌（脅痛）、腸癌（便血）、食道癌（噎嗝）等。

二、常見疾病的「心」方面原因

（一）原發性高血壓

原發性高血壓是最早確認的一種心身疾病，其發病率逐年增高。目前普遍認為其由綜合性因素所致，心理社會因素與其發生有密切關係。

高血壓常見於具有焦慮性人格特點的人。對高血壓患者，尤其是發病早期高血壓患者進行心理行為干預，可明顯降低血壓水準。慢性壓力在高血壓發生和發展中發揮明顯作用，研究發現生活節奏快、人際關係複雜的城市居民高血壓發生率高於農村居民，發達國家高血壓發病率高於發展中國家，注意力高度集中、精神緊張而體力活動少的職業高血壓明顯增多。高血壓發病率與高鹽飲食、超重肥胖、缺少運動、過量吸菸喝酒等因素有關，而這些不良行為習慣又直接或間接受心理社會因素影響。

精神分析理論認為高血壓是將憤怒壓抑在潛意識中造成的，潛意識的憤怒活動是血壓持續增高的根源。調查結果也顯示，個性焦慮和壓抑的人血壓偏高，而高血壓患者多存在明顯而持續的心理衝突，如人際關係緊張等。行為學習理論認為未被當事者覺察到的學習機制可能是高血壓患者血壓增高的原因，其核心是內臟操作性條件反射學習，外部刺激反應性地引起心率加快、輸出增多、外周動脈血管收縮，造成血壓升高，慢性壓力時，這種外部刺激——血壓升高反應持續存在，不斷強化、泛化，血壓升高成為常態形成高血壓。

從心理生理學角度看，心輸出量和外圍動脈血管阻力是影響血壓的主要因素，一切能影響二者的因素都能引起血壓變化。神經系統接受環境刺激，對其作出反應，同時支配著全身各器官的活動，因此，心理社會因素和環境刺激都可透過自主神經系統、內分泌系統和運動系統引起血壓變化。通常，以上刺激一旦短期內得以消除，血壓自動恢復正常，但如果心理社會壓力反覆發生或持續存在，就可能導致某些敏感體質者血壓調節系統紊亂，引起高血壓。

（二）支氣管氣喘

支氣管氣喘是由多種細胞（如嗜酸性粒細胞、肥大細胞、T細胞、中性粒細胞、氣管上皮細胞等）和細胞組分參與的氣管慢性炎症性疾病。該病可發生於任何年齡段，但多見於青少年，成年男女患病率基本相同，城市高於農村。體液和細胞介導的免疫均參與氣喘的發病，氣管慢性炎症被認為是氣喘發病的本質。氣管高反應性和神經因素也是氣喘發病的重要機制。另外研究也發現氣喘與多基因遺傳有關。

支氣管氣喘的心理生理學機制比較複雜，心理壓力—神經仲介機制認為心理壓力因素可透過中樞及周圍神經遞質的異常分泌、平衡失調並呈現乙醯膽鹼升高的迷走神經興奮，導致或加重支氣管氣喘。一九七七年 Besedossky 提出了神經—內分泌—免疫學說，心理機能失調主要透過下丘腦—垂體—腎上腺皮質軸干擾神經和內分泌系統，對免疫細胞分泌細胞因數過程進行調節，影響機體的正常免疫功能和機體對外界各種不良刺激的敏感性，進而影響機體的免疫狀態，使機體更易發生支氣管氣喘。有人提出了過度換氣理論，認為患者在心理壓力狀態如緊張、焦慮、恐懼、害怕等情況下，會出現過度換氣，導致氣管水腫及其粘膜的微血管收縮，這些因素刺激具有高反應性的氣管，會誘發或加劇氣喘。

支氣管氣喘往往具有鮮明的心身反應特點，包括焦慮狀態和抑鬱狀態，焦慮表現為過分緊張、憂慮、恐懼等，伴隨患者情緒上的反應，出現心悸、多汗、血壓升高、皮膚發冷、肢體震顫等交感神經興奮的症狀，長期的焦慮狀態還會使機體的免疫力降低，影響氣喘的防治效果；抑鬱狀態主要表現為自信心低下、情緒低落、對事物的興趣減低、悲觀厭世、社會活動能力降低，嚴重的甚至會出現自殺意念等。相應的軀體表現有食慾降低、活動減少、全身倦怠和便祕等症狀。

（三）消化性潰瘍

Schwartz在一九一〇年提出「無酸，無潰瘍」的概念，是生物醫學對消化性潰瘍認識的首次突破，並因此產生抗酸治療的全新理念，在疾病的治療手段和治癒效果上取得顯著進步。一九八二年Warren和Marshall分離出幽門螺旋桿菌後，出現了「無幽門螺旋桿菌就無潰瘍」的觀點，抗菌治療聯合之前的抗酸治療理念，使消化性潰瘍的臨床治癒率達到前所未有的高度。然而消化性潰瘍的發生也具有一些明顯的非生物醫學特徵，比如易受情緒波動的影響而出現復發，具有焦慮性人格特點的人具有潰瘍易感性。隨著全科醫學模式的到來，對消化性潰瘍的認識更加深入，目前認為消化性潰瘍是多因素相互作用的結果，遺傳因素、口服非甾體抗炎藥、不良生活和行為方式、心理社會因素、胃十二指腸動力異常、胃酸分泌紊亂、幽門螺旋桿菌感染等，在發病機制中占有重要特殊地位。多種因素導致胃腸黏膜屏障的破壞或胃酸分泌異常，引起黏膜的自我消化，其中胃酸在潰瘍形成中發揮著關鍵作用。

胃腸平滑肌運動和黏膜腺體分泌活動受內臟迷走神經的支配，而胃腸營養血管則在交感神經的控制下舒縮。消化性潰瘍的心理生理學機制都涉及以上植物神經功能改變。外界心理社會因素透過下丘腦—迷走神經核—迷走神經，過度刺激壁細胞和G細胞，使胃酸分泌增加，透過興奮藍斑核（簡稱藍斑）—交感神經系統使胃腸黏膜血管收縮，導致胃黏膜缺血，使胃腸黏膜的防禦功能減弱，同時透過引起下丘腦—垂體—腎上腺軸興奮，使腎上腺皮質激素分泌增加，促進胃酸、胃蛋白酶原的分泌，抑制胃黏液的分泌。以上作用的結果就是黏膜保護機制的削弱，同時胃酸及胃蛋白酶增多，很容易造成黏膜的自身消化，導致潰瘍發生。

胃腸道被認為是最能表達情緒的器官，情緒的異常既可以是造成潰瘍的原因，也可以是消化性潰瘍病導致的一種情緒體驗。相關研究顯示，急性焦慮情緒引發的神經內分泌變化是壓力性潰瘍發生的重要原因，持續的抑鬱情緒也明顯提高消化性潰瘍的發生率。反過來，消化性潰瘍的慢性疼痛也顯著增加抑鬱情緒的發生，其中的原因可能是習得性無助（或稱習得性失助）導致抑鬱，也可能是黏膜的慢性損害透過副交感神經引起中樞神經遞質的異常。人格因素也不容忽視，易焦慮、依賴性強、常常壓抑內心憤怒的人，消化性潰瘍的發病率顯著提高，有學者認為憤怒情緒的隱忍和內向性表達使副交感神經的啟動時間顯著延長，內臟腺體活動增強，消化性潰瘍發病增加。

法瑞蘇博士研究了一萬五千名胃病患者的病案，結果發現：有五分之四的胃病是由情緒因素所導致。約瑟夫．蒙坦博士甚至提出：「胃潰瘍的產生，不在於你吃了什麼，而在於你憂慮什麼。」

（四）大腸急躁症

大腸急躁症是一種以腹痛或腹部不適，伴隨排便習慣改變為特徵的腸道功能異常，具有典型的心身疾病的特點，多數患者可有明顯的抑鬱、焦慮、失眠、頭昏、頭痛等精神方面症狀，但在診斷過程中需經檢查以排除可引起這些症狀的器質性疾病。本病是最常見的一種功能性腸道疾病，人群中以青中年居多，女性多於男性。該病起病隱匿，心理社會壓力或飲食因素往往會誘發症狀復發或病情加重，症狀反覆發作或慢性遷延，病程可長達數年或十餘年，但全身健康狀況卻少受影響。

大腸急躁症相關因素主要包括心理障礙、內臟感覺過敏和胃腸運動功能紊亂等，其中心理社會壓力等是疾病的病因或誘因，內臟感覺過敏、胃腸平滑肌運動功能紊亂是大腸激躁症症狀產生的直接因素。研究發現，許多大腸急躁症患者的個性特徵的某些方面顯著突出於大眾，比如性格內向、不善於表達情緒，焦慮性或抑鬱性人格特點等。生活事件特別是負面生活事件是本病發生和惡化的主要誘發因素，負面情緒會直接引起發作，臨床上常可觀察到大腸急躁症患者在生活中遇到負面事件時立即出現腹痛、腹瀉、緊迫感、排便後腹痛緩解的一連串症狀。此外，不良的飲食、腹部受涼和不當的心理暗示也可能是大腸急躁症症狀的誘發因素。

大腸急躁症發生的心理生理學機制比較複雜，涉及到腦—腸軸、心理—神經—免疫軸和心理—神經—內分泌軸等。心理社會因素透過腦—腸軸對胃腸道生理功能產生影響，引起胃腸道黏膜感覺功能異常、黏膜腺體分泌改變和平滑肌運動功能紊亂，在多數患者表現為胃腸道平滑肌痙攣痛、腹瀉，而少數患者則胃腸蠕動緩慢、便祕、腹脹。腹瀉與便祕交替發作者也較常見。心理—神經—免疫軸和心理—神經—內分泌軸可能主要透過引起腸道菌群改變、內分泌紊亂而導致大腸急躁症的發生。

（五）糖尿病

糖尿病是由遺傳和環境因素相互作用所引起的，以血中葡萄糖慢性增高為基本特徵的代謝性疾病。該病因胰島素分泌不足或胰島素作用缺陷，引起糖、蛋白質和脂肪代謝異常，久病會引起多系統損害，導致血管、神經、心臟、腎臟和眼睛等組織器官慢性併發症，嚴重時可引起糖尿病酮症酸中毒和高滲性非酮症糖尿病昏迷（高滲昏迷）。

糖尿病分為兩種類型：一型糖尿病和二型糖尿病，二者在病因、發病機制、治療上存在明顯不同。研究證實，作為內分泌代謝疾病的糖尿病，它的發生、發展、治療、預後與個性特徵、情緒波動、心理壓力及社會因素密切相關，屬於典型的心身疾病。世界衛生組織已將糖尿病歸為與生活方式有關的非傳染性慢性疾病，並強調心理壓力在其發生中的重要作用。流行病學調查結果顯示，一型糖尿病症狀出現前常有重大生活事件發生，如喪失親人和父母離異等。而二型糖尿病的發生多與生活壓力大、長期處於慢性壓力狀態有關。糖尿病患者與健康人群相比，更具有孤獨性、無子女或獨生子女、親子關係不佳、提前退休等傾向。多數糖尿病患者性格不成熟、具被動依賴性、做事優柔寡斷、缺乏自信，常有不安全感，有受虐狂的某些特徵。這些人格特點被某些學者稱作「糖尿病人格」。

糖尿病的發病機制目前主要有遺傳學說、病毒感染學說及自身免疫學說等，而心理因素可透過大腦邊緣系統和自主神經系統影響胰島素的分泌，成為糖尿病的誘發因素。在壓力狀態下，交感神經系統興奮，動員肝糖儲備釋放、升血糖激素和胰島素拮抗激素分泌增加，血糖升高，誘發或加重糖尿病病情。在急性重大壓力時，某些個體調節失控，免疫功能紊亂，造成免疫系統對自身胰島β細胞的攻擊和永久傷害，胰島素分泌絕對不足，形成一型糖尿病。慢性壓力狀態下的慢性血糖升高和胰島素受體，抑制所引起血糖水準不可逆增高，是二型糖尿病重要的發病機制。

（六）白癜風

白癜風（白斑）為原發性局限性或泛發的皮膚色素脫失症，是由皮膚和毛囊的黑色素細胞內酪胺酸酶系統功能減退、喪失所致。皮損完全無色素，大小不等，形狀不規則。全身各處皮膚均可發，邊界清楚，邊界處色素較深，斑內毛囊變白。

白癜風發病原因複雜，與遺傳、心理社會因素、生活習慣、地區、職業、氣候與季節等多種因素相關。其中心理社會因素在發病中起重要作用，約三分之二的發病與之有關。這些患者存在明顯的不良人格特點，表現為易焦慮、擔憂、鬱鬱不樂、憂心忡忡、情緒起伏大、渴望刺激和冒險、敵意、難以適應環境、固執、倔強等。其心理健康狀況整體較差，超過半數的患者存在明顯的焦慮、抑鬱或更多的負性情緒和心理症狀。此外，精神創傷、心理壓力導致的思慮過度在白癜風的發病中也占重要地位。

本病是由免疫功能紊亂、內分泌功能失衡，產生抗黑色素細胞抗體，造成黑色素細胞損傷、脫失而發病。社會心理因素中的人格、情緒和生活事件可導致壓力，後者啟動下丘腦—垂體—腎上腺軸使促腎上腺皮質激素釋放激素（CRH）過度分泌，促腎上腺皮質激素（ACTH）與黑素細胞刺激素（MSH）、阿片肽等均源於前阿黑皮素（POMC），ACTH 的增加使 MSH 減少；CRH 引起垂體分泌的 ACTH 可促使腎上腺分泌皮質醇，同時啟動交感神經系統，促進兒茶酚胺分泌。皮質醇影響周邊及中樞的多處功能，有學者認為它間接刺激胰島素分泌，導致腦內 L—色胺酸增加而引起 5—HT 增多，進而使褪黑素增多，導致褪黑素受體活動過度，致黑素細胞破壞而致病。此外，P 物質是感覺神經末梢釋放的感覺神經肽，有研究發現在白癜風皮損及正常皮膚交界處 P 物質增多，認為可能與皮膚損害有關。

（七）系統性紅斑狼瘡

神經免疫學研究發現，免疫系統與神經系統在解剖和生理上存在著緊密聯繫，心理社會壓力透過神經遞質的傳導也可對免疫系統產生影響。風濕免疫科的許多疾病都可歸為心身疾病，心理行為干預能夠改善這類患者的病情，促進疾病緩解和身體康復。

系統性紅斑狼瘡（System lupus erythematosus，SLE）是一種以多系統損害和多種自身抗體存在，為主要特點的慢性系統性自身免疫病，病情緩解和急性發作常交替發生。SLE 的發病高峰為十五到四十歲，女性發病率顯著高於男性，男女發病比例約為一比九。

研究顯示，遺傳因素是本病的重要原因，SLE 的發病有一定的家族聚集傾向，SLE 患者的同卵雙生兄妹發病率為25％～50％，而異卵雙生子間發病率僅為5％。本病多發於年輕育齡女性，提示內分泌功能紊亂與 SLE 發病有關，雄性激素可抑制疾病的表現，男性體內女性激素和男性激素的平衡紊亂，女性體內女性激素活性增強是導致系統性紅斑狼瘡的原因之一。

心理社會因素與該病的發生和加重相關，患者起病或復發前常見壓力性事件。心理社會壓力對系統性紅斑狼瘡的影響，主要是透過對免疫系統和內分泌系統的影響而發揮作用的。壓力在特定人格和其他個體素質的基礎上引起機體不同程度的心理和生理反應，導致內分泌和免疫功能失調，誘發本病或使原有症狀復發、加重。而反過來，免疫性抗體亦可損害中樞神經系統，導致神經元損傷和微血管病變，引起複雜的精神症狀，如頭痛、失眠、焦慮、情緒不穩定等類神經症性症狀，情緒低落或興奮多語等情感症狀，以及幻覺、妄想等精神病性症狀，嚴重出現意識和定向力障礙等。

（八）進食障礙

進食障礙（Eating disorder，ED）是以進食行為異常為顯著特徵的一組症候群。這組症候群主要包括神經性厭食症（Anorexia nervosa，AN）、神經性貪食症（Bulimia nervosa，BN）和神經性嘔吐（psychogenetic vom iting，PV）。本病以年輕女性多見，首發年齡平均為十五歲至十九歲不等。

各種生物因素和心理社會因素相互作用，共同參與了進食障礙的發生。心理社會因素在本病的發生中有著重要影響。患者在性格發育上有偏差，主要表現為有神經質的傾向和過度的完美主義，如易出現焦慮、抑鬱、刻板、敏感、自卑、敵對等不良情緒和性格。社會因素如肥胖，已經成為全球性的問題，以瘦為美的社會文化影響了大批人群，尤其是女性群體或某些特殊職業群體。關於體象不當的媒體宣傳、家庭矛盾、父母的個性缺陷影響等，促進疾病的發生。

（九）肥胖症

肥胖症是人體的熱量攝入大於消耗，引起脂肪在體內聚積過多，使體重超過標準體重20％。台灣約有二分之一的男性超過平均體重，低齡學童則有四分之一。本病的發病率男高於女，以年齡遞增，肥胖程度以輕中度為主，占80％以上。目前還有增加的趨勢。

肥胖症是由生物、社會、行為和心理等多方面的因素造成的。生物因素包括遺傳以及飽覺中樞抑制等。社會因素指社會進步，營養過剩，體力消耗降低，生活漸趨舒適。行為因素指體力消耗小，運動少和不合理的飲食結構。

人的飲食和體力活動都與人的情緒有關。人在寂寞孤單、無聊和情緒焦慮不安時，會有多食的習慣。偶爾焦慮時，腎上腺素會刺激交感神經而抑制食慾，但長期焦慮卻使迷走神經興奮，刺激胰島素分泌，使食慾亢進。

（十）不孕症

婚後同居三年以上未避孕而未懷孕者為不孕症。不孕症分為器質性和心因性兩種。許多社會、家庭、心理因素，都能使人產生不良的情緒。長期緊張、抑鬱可透過下丘腦，影響內分泌及植物神經功能，導致卵巢的排卵功能受抑制，繼而發生停經、輸卵管痙攣、宮頸粘液分泌異常的變化，引起不孕。

在東方文化的影響之下，許多夫婦結婚後，稍長一段時間沒有懷孕，就會受到社會輿論和家庭方面的壓力，而婦女承受的壓力最大。隨著時間的推移，壓力越來越大，婦女情緒也越來越緊張，最終導致神經及內分泌紊亂而不孕。

許多不孕者的性格表現為敏感、易緊張、好焦慮、神經質、缺乏自信。有的還有癔症傾向。這類個體對社會心理刺激比較敏感，情緒易產生波動。

（十一）神經性皮膚炎

神經性皮膚炎又稱慢性單純性苔蘚，是一種慢性瘙癢性皮膚病。病程較長，易復發。好發於軀體易受摩擦的部位，如頸項部、前臂、股內側、會陰部、肘窩、四肢內側等部位。發病時由於劇癢，搔抓後局部出現針頭大小，不規則扁平的丘疹，以後丘疹融合成片狀，形成苔蘚化。丘疹發生時常有對稱性。情緒急躁、倔強、欲求過高的患者，在發病時常常心煩意亂，焦慮不安，更使疾病惡化。

神經性皮膚炎的病因目前還不明了，學者認為除了理化刺激，遺傳因素外，情緒也是重要因素。多數患者在發病前曾經歷特殊事件而導致情感障礙。有研究者發現，家庭問題易引起頸項部發病，羞恥感易引起前額和面頰發病，過度責任感則是引起膝、肘和肩部發病，性方面的障礙會引起大腿和會陰部發病。

皮膚可稱得上是心理的器官，內心矛盾可透過情緒的變化以及皮膚疾病的形式表現出來。皮膚的生理功能受到植物神經的控制，而情緒反應可透過植物神經來影響皮膚功能。不安或憤怒可使皮膚血管擴張，皮溫上升，瘙癢閾值下降，誘發神經性皮炎。

（十二）斑禿

斑禿俗稱鬼剃頭，是一種驟然發病的局限性斑狀脫髮。脫髮部位無炎症表現，也無自覺症狀。個別患者頭髮可能全部脫落成為全禿。嚴重時眉毛、鬍鬚、腋毛、陰毛全部脫落，成為普禿。本病可自癒，但亦有可能復發。患者多是性格內向、自尊心較強、心胸較狹窄、多愁善感的人。

斑禿的病因目前尚不明了，但情緒因素、內分泌因素、腸道寄生蟲等因素與該病發生有關。特別是情緒因素，在該病的發生、發展及康復過程中都有著重要影響。臨床實踐表明，解除精神負擔，消除不良情緒，是該病的最佳治療方法。有時藥品療效的聲譽或昂貴價格的心理安慰作用，甚至比藥品本身的治療作用更大。

三、「心」是如何致病的

與疾病有關的「心」方面的因素很多，下文僅就目前研究較多的情緒因素與潛意識因素探討。

（一）情緒與生病

1. 情緒的概念和作用

情緒是人對客觀事物能否滿足自身需要，所產生的好惡態度和心理體驗，並伴隨一系列心身反應。情緒與人的需要或目的是分不開的，需要是情緒產生的基礎，但客觀事物並不直接決定情緒，而很大程度上取決於人對其的解釋和評估。可以說，情緒既是一個心理過程，又是一個感受狀態；既是一種反應，又是一種體驗。情緒以內部感受和外部表達的方式被自己和外部覺知，在情緒狀態下，個體伴隨出現相應的體驗，通常會以表情、語言的形式向外傳達。此外，生理反應也是情緒的重要部分。因此，情緒心理包含了情緒體驗、情緒表達和情緒生理反應三部分。

情緒是生命進化的產物，從產生之日起就承擔了其對物種適應環境的促進作用。情緒是較原始的「語言」，是個體間資訊傳遞的有力工具，可以透過情緒的傳遞表達自身狀態，尋求同伴的協同，促進群體交流，改善生存環境，因此情緒是個體適應生存的心理工具。情緒也是動機啟動和執行的「催化劑」，在相應情緒的刺激下，個體的動機變得尤為強烈，激發起果斷、有力的行為活動，滿足需要，緩解情緒張力。

然而，對於人類來說，情緒對個體適應生存的作用存在兩面性，情緒對其他心理活動，如思維、意志、行為等活動過程有明顯的雙向調節作用，正面情緒能調動和協調心理活動各要素，激發潛力；而負面情緒則有明顯的破壞和瓦解心理進程、誘發心身損害的消極作用。這是因為，一方面，人是從動物進化而來，延續了動物的情緒性適應功能；而另一方面，人又進入了高度社會化的階段，生存環境早已脫離蠻荒狀態，所接受的挑戰主要來自人類社會內部的第二信號系統。人對環境的適應主要不再是依靠情緒性奮起戰鬥或逃避，而是依靠理智。因此，情緒對人類的適應能力顯示出消極的一面，當對社會刺激的情緒反應過度強烈或持久，而又不能像動物一樣，透過軀體性戰鬥釋放體內積聚的情緒相關生理能量，因為必然會透過心理、生理相互作用機制損害心身健康。

2. 情緒對人體的生理、病理影響

（1）情緒相關的生理反應

刺激因素引起內臟腦（Visceral brain）的啟動，後者經由心理—外周神經系統、心理—神經—內分泌和心理—神經—免疫軸介導引起情緒相關的生理反應。

心理—外周神經系統反應通路主要透過交感神經—腎上腺髓質軸起作用。心理社會刺激因素被感知後進入中樞，經加工處理，衝動地傳導到杏仁核，激起情緒反應，同時向藍斑投射的神經纖維啟動藍斑，引起交感神經—腎上腺髓質系統的興奮，釋放出大量腎上腺素和去甲腎上腺素，使心率加快，血壓上升，呼吸加快，肌張力升高，胃腸活動抑制，尿量減少，血糖升高，強烈的反應甚至會引起凝血功能改變。副交感神經啟動時可出現血管擴張，血壓降低，皮膚潮紅甚至暈厥等表現。如果上述情緒伴發的一系列生理反應，受到人類理性規則的約束和限制，而不能即時爆發釋放，會對軀體健康造成不利影響。

心理—神經—內分泌通路是情緒性刺激透過啟動腎上腺、性腺、甲狀腺產生系列生理反應的通路。中樞的下丘腦是調節情緒和相應生理反應的樞紐，是心—身聯繫的橋梁。下丘腦室旁核合成和分泌的促腎上腺皮質激素釋放激素（CRH），是下游下丘腦—垂體—腎上腺軸（HPA axis）、下丘腦—垂體—甲狀腺軸（HPT axis）和下丘腦—垂體—性腺軸（HPG axis）的始動激素，情緒性刺激能夠促進下游激素的合成與釋放，後者與兒茶酚胺類遞質共同介導情緒相關生理反應。神經—內分泌軸的啟動可引起顯著的生理反應，如血壓和血糖波動、炎症反應、生殖生理的免疫器官和免疫細胞的功能。通常認為，短暫的刺激可增強免疫抵抗力，而慢性的刺激會造成免疫功能紊亂，誘發或加重免疫相關疾病。

（2）情緒相關的病理反應

情緒對全身各大系統疾病均存在影響，美國約翰．辛德勒醫生在其《病由心生》中認為，76％的疾病都是情緒性疾病，並提出了「情緒決定健康」的醫學理念。下文以消化系統疾病、心血管系統疾病、腫瘤為例，介紹情緒相關的病理反應。

① 情緒與消化系統疾病

消化系統是對情緒變化較為敏感的器官，常被稱為情緒的表達器官。平時我們常看到或體驗到這樣的情況：心情憂愁時即使有山珍海味也難以下嚥，心情愉快時粗茶淡飯也津津有味。這說明消化系統的功能受情緒的調節。

著名的「胃瘻」實驗有力地證明了情緒對胃腸道功能的影響。早期的心身醫學研究專家沃爾夫選擇了一名胃瘺病人作觀察物件。當病人情緒低落、抑鬱時，透過胃鏡可看到胃蠕動消失，胃粘膜因血管收縮而變得蒼白、胃液分泌減少，胃酸濃度降低；病人處於焦慮或憤怒狀態時，胃蠕動加劇，胃粘膜充血變紅，胃液分泌增加，胃酸含量升高，有時甚至可看到胃粘膜受到胃液的侵蝕。這個實驗讓我們明白了為什麼憂愁的時候不思飲食，為什麼有人越生氣進食量越大。這是由於憤怒時胃的上述變化使胃對食物的消化能力過度加強，引起饑餓感，而且，大量進食會緩解緊張狀態，減輕高酸度的胃液對胃粘膜的侵蝕。

動物實驗也證實了情緒對胃腸道功能的影響，用同窩的兩組大鼠進行實驗。在每隻鼠的尾巴上繫上電極，在通電前發出信號，使一組大鼠能主動控制而不受電擊，另一組則不能主動控制而常面臨遭受電擊的威脅，後者因焦慮、恐懼、緊張不安的情緒影響，幾乎都出現了胃潰瘍的症狀。

② 情緒與心血管系統疾病

有學者對三二三例高血壓患者研究發現，發病前不良的個性情緒在高血壓的病因中占74.5%。許添盛醫師提出：「恐懼是所有情緒中對身體最有殺傷力的，長期恐懼會升高血壓，加速身體的代謝速率，影響內分泌失調，影響全身器官運作，讓身體易受疾病侵擾。」臨床研究也證實，焦慮、抑鬱情緒可使兒茶酚胺升高、類固醇激素分泌增加、垂體加壓素分泌增加，致使血壓升高。

二〇〇九年初，有學者對兩百名四十六到五十五歲中年人進行長達一年的研究，發現消極的情緒如抑鬱、焦慮、憤怒等，均對心臟造成損害，特別是引起冠心病。結果顯示，這些消極因素每上升一分，患冠心病的危險就增加五個百分點。

國內外皆有研究表明，急劇的情緒波動和過度緊張，不僅促使冠狀動脈發生粥樣硬化，也是心絞痛和心肌梗塞的主要誘發因素。情緒反應可引起血脂變化，通過糖代謝障礙和高膽鹼能血症，使血液凝固性增加，導致動脈粥樣硬化而誘發冠心病。激烈持久的情緒反應，可使交感神經活動增強，腎上腺素分泌增加，使冠狀動脈收縮；同時促使腎上腺皮質激素釋放，去甲腎上腺素及腎素分泌增加，冠狀動脈進一步收縮而發生心絞痛或心肌梗塞。兒茶酚胺的上升，會使脂肪組織的分解增加，梗塞範圍擴大，導致嚴重的心律失常或猝死。持久而激烈的情緒反應還引起機體的需氧量增加，心肌供血相對不足，冠脈痙攣，心肌超常收縮。長期如此，就會出現代謝失常，發生心肌勞損，缺血壞死和衰竭。

③情緒與腫瘤

研究表明，81.2%的癌症病人曾歷經負面事件。英國癌症專家也有類似發現，在兩百五十名癌症患者中，有75%的患者在發病前有重大事件而使精神受到嚴重的打擊。另外也有人曾對六大類惡性腫瘤（鼻咽癌、肺癌、子宮頸癌、乳腺癌、惡性淋巴瘤、肝癌）進行研究，發現患病者病前多有負面情緒體驗，其中以肝癌病人病前負性情緒百分比最高（80%），其次為子宮頸癌（78.6%）。負性情緒會導致神經內分泌及體內能量的惡化，造成免疫功能降低，自我防禦功能下降，遏制癌細胞的功能受到抑制，癌症便會隨之發生。此時，癌症向什麼方向轉化和發展，也與這些負面情緒息息相關，如果這些負面情緒能透過正常途徑得到緩解和宣洩，那就可能有轉機，相反則後果嚴重。

德國有一位治療癌症的醫生，他的兒子在一九七八年，剛滿十九歲時，死於一場交通事故，在極度悲痛之下，他與妻子兩人同時患上了癌症，他親身體驗以後才知道，原來情緒與疾病有著密切的關係。然後他留心觀察了上萬個癌症病例，發現身體得癌症部位與不同負面情緒有關，例如：

患乳腺癌的人，病因之一就是與孩子有關的矛盾和衝突長期存在；患肝癌的人，病因之一就是來自與家人在金錢上的衝突所積壓的怨恨；患子宮頸癌的人，往往有婚姻的不幸福、不美滿；患睪丸癌的人是來自得失的強烈衝擊，比如父親突然失去兒子，就容易得這種病；患直腸癌和膀胱癌的人，往往有強烈的人際衝突，比如兒子長期不理睬父親，父親就容易患直腸癌；患骨癌的人往往是受到自我價值的衝擊，比如工作上長期得不到提拔升遷等等。

腫瘤與情緒的關係也得到了大量實驗研究的證實。如華盛頓大學的賴利博士把一組實驗鼠置於高度精神壓力之下，而對照組則置於毫無精神壓力的環境中。當時預期這兩組鼠會有80%患癌。可是，結果卻出乎意料。受精神壓力的鼠，有92%患癌，而對照組僅7%患癌。提示我們，儘管所有的鼠都具有患癌症的易感性，但精神壓力及程度對癌症的發生，具有極其重要的影響。正如許添盛醫師所說：「長期沮喪、憂鬱、憤怒、壓抑等無法緩解的精神壓力，正是人體免疫系統最大的殺手，強烈的絕望感則給了身體巨大的暗示，讓它配合主人慢性自殺，於是我們功能優越的免疫系統逐漸潰守，任由體內的癌變細胞取得主導地位。」

對於情緒致癌的機理，根據塞利的壓力學說，癌細胞是一群脆弱的、結構混亂的細胞，癌是從一個含有錯誤遺傳信息的細胞開始的。其所含的錯誤資訊，是因為它曾接觸有害的物質或化學藥物，或由於心理、社會不良的損害，或者單純是因為在不斷產生億萬細胞時，身體偶爾會製造一個有缺陷的細胞。如果這個細胞繁殖出另一些含有同樣錯誤遺傳信息的細胞，那麼，由這些細胞組成的一個腫瘤便開始形成。

另有研究發現，痛苦或抑鬱與發生癌變的三個重要過程相關：較差修復受損的 DNA，增加姐妹染色單體交換的頻率以及增加細胞的凋亡。

(二)潛意識與生病

1. 潛意識的概念

所謂潛意識，又稱無意識。通常是指這樣的心智過程：它們外在於一個人的現象覺知並獨立於他的自主控制，但卻影響到他的感受、思想和行為。柏文提出：「我們所稱的無意識是由一組內容和過程組成，它們無法通達覺知（意識），但卻能潛在地影響心理功能。我們所說的無意識由思想和感受構成，儘管它們當時無法通達意識，但卻影響著其他有意識的和無意識的思想、感受和行為。我們所說的無意識是由過程構成，透過這些過程，這類影響和效應會出現。總之，儘管我們有時會談到無意識，但事實上我們所在談的是對人的心理功能有影響，但卻是他沒有覺知到其效應的內容和過程。」這些無意識心智現象包括了閾下知覺、內隱記憶、無意識直覺、分離現象、盲視、無意識的思想、自動的或例行過程等。

2.潛意識對人心理和軀體的影響

分析心理學創始人榮格說：「精神是任何人生命存在的土壤」。心理學家果代克進一步提出：「我們生命中更重要的東西則藏在潛意識中。」但是，受科技發展水準的限制，我們目前還很難用自然科學的辦法來闡明潛意識致病的生理病理機制。下面將用臨床案例來探討，潛意識是如何導致心理障礙以及軀體疾病的。

（1）若干心理障礙的潛意識原因

她小小年紀爲何吸菸、喝酒、還刺青

一位高一女生，十六歲，因不願上學而被母親帶來諮詢，不願上學的直接原因是：她違反學校規定攜帶和使用手機，被沒收並遭批評。來訪者自述這只是最近的一個原因，其實國中以來就不想上學，加上國中畢業成績不理想，這種想法變得更強烈，但是又覺得不上學對不起父母，雖照常上學，但是注意力不集中，學習效率低，成績不好。自己對畫畫有興趣，希望休學學畫畫，做自己喜歡的事情。近一年來有吸菸、喝酒、刺青、打舌洞、自殘等行為。描述這些情況的時候神情淡定，她說自己也知道別人會認為這些不好，但是，當因為這些被別人關注時，還是會有一種存在感和得意感的。整個交談過程中顯示出她比同齡人成熟，卻又有這些不成熟

的應對方式。

這位高一女生自幼父母均在外地做生意，有一個弟弟，姊弟均由奶奶撫養，上學後住校，週末回奶奶家。回想小學時經常被人欺負而覺得很無助，打電話給媽媽也只被勸說要忍一忍，那時候起就覺得人都是不可信任的。國中課業成績開始下降，後來父母回家做生意，與父母的關係並不親密，「他們覺得為我做了很多，我應該好好念書，按照他們的安排來，我也不想讓他們難過，可是我現在真的不想上學，就算去上學也沒有在認真學習。」

缺乏親密陪伴的童年生活，造成了孤獨、孤立、憤怒和內心空虛，排斥他人卻又希望引起他人的注意，憤怒指向自己就傷害自己，如割手腕、吸菸、喝酒、打舌洞等，指向外界就是對他人的抵抗，違背他人的願望，如不好好學習等。

突然失明的女孩

一位國中女生，突發失明，各種檢查未見異常，轉至心理科就診。跟醫生說著說著就流淚了，覺得父母對她不好，對弟弟比較好。她總是不開心，在學校希望與同學關係好一點，但總是不太受歡迎，覺得自己什麼都不好，長得不漂亮、沒什麼特長，雖然課業成績還不差，但又有什麼用，而且現在成績也已經開始在下降。經支持和暗示治療後，症狀消失，但過了一個月又復發。自發病後，父母對待她小心翼翼，卻仍舊沒法讓她滿意，於是症狀又出現了。到後來父母受不了她的折騰，又恢復原先忽視、不理睬她的老樣子，於是症狀便不太容易治癒。

個體面對自身難以忍受的行為、思想、情景時，會產生強烈的精神衝突，進而導致癔症。癔症是潛意識影響身心健康的典型例子。患者雖存在誇大和表演性，但軀體症狀是實實在在的。佛洛伊德對癔症患者運用精神分析療法治療，暴露幼年期沒有滿足的欲望，效果不錯。

對自己長相極度不滿的教師

一高職男教師，三十一歲，多年來認為自己暴牙難看而非常苦惱，任何時候與別人接觸，都自覺別人肯定都在關注和開他的暴牙玩笑，因而與人相處時很不自然，並長期為此自卑。最近交了一個女友，恰巧對方也略有牙齒不整，雖然自己也到了論及婚嫁的年紀，雙方在其他方面也還比較適合，但是牙齒這個問題是很大的障礙，他覺得兩個暴牙在一起別人更會看笑話，也擔心會遺傳給小孩。醫生運用認知療法效果不佳，然後問他為什麼不去整牙，他說年紀大了整牙效果不好，而且這麼大年紀整牙別人也會笑話的。

這位先生，家境不太好，父母對其挑剔，要求高，總是否認和指責他。他憑藉自己努力，課業成績不錯，畢業後找到了一份教師的工作。他各方面都還可以，雖有牙齒不整，但長相還可以。

從對自己長相的某方面不滿，到體象障礙，到整容，有些人不能忍受自己的形象，於是執著尋找著另一種形象，暴露出的問題是潛意識對自己的否認和不滿，這種情況女性更多。「我不夠好，我沒用」的觀念根深蒂固，而且可能隱藏起來，他們把對自己不滿的焦點都集中到了自己的身體上。她們可能會說：「如果我再瘦一點兒，如果我眼睛大一點，如果我的鼻樑再高一點，如果我的身高再高一點，就……」但是哪怕她所在意的形象改變了，往往問題還不能解決。只有尋找和意識到自己內心深處問題的源頭，詢問自己為什麼在意，真正在意的是什麼，有什麼經歷或家庭情況與此有關，然後去理解和接納自己，症狀才會消除。

兩次服用三唑侖自殺的女孩

一女子二十二歲，向交往半年的男友提出訂婚，因男友不希望這麼快訂婚而大量服用三唑侖自殺。出院沒多久，再次過量服用三唑侖自殺。急診科聯繫心理科會診，與心理醫生交談時表示自己想開了，那些事情先不管了。出院後一週，母親帶著孩子複診，並偷偷地告訴醫生，女兒這幾天都沒在家，都在男友住處，她要求父母和男友父母見面談訂婚的事情，結果男友當著大家的面說她的不好，男友母親也明確表示不同意，幾乎是撕破了臉，所以心情很不好。與醫生交談時，她同樣是說自己太急了，以後要順其自然，最後要離開時又問了一下醫生，假如她和男友雙方都想和好是不是可以再在一起。

戀愛和婚姻中，為什麼會非他／她不可？一旦戀愛或婚姻出現問題，就要死要活，或者死纏爛打，認為沒了對方就全完蛋了。佛洛伊德將之歸於戀父或戀母情結在作怪。我們認為個體潛意識中的某種需求能夠通過對方得到滿足，或自身的缺陷能通過對方得到彌補，因此就不顧或看不到或能夠容忍其他方面的不適合，不顧對方其他方面的缺點，也不顧對方對自己的情感，但這種「不顧」終將在對方不這麼做了，或者長期相處後受不了對方身上的缺點而爆發危機。

（2）若干軀體疾病的潛意識原因

好不起來的胃潰瘍

一位中年男子，公務員，很上進，工作業績也不錯，升遷得也快，自覺平時工作壓力比較大。近兩年常常胃痛、胃脹，檢查發現胃潰瘍，消化科藥物治療效果欠佳。因身體不好，工作也只能先放一放，在原職位上得過且過。

消化道疾病是典型的心身疾病。胃既接收食物，又分泌胃酸消化食物，對應接收和感受外部資訊，以及對外部資訊作出反應的心理過程。如果委屈、緊張、憤怒等負面情緒不向外部表達，而是積在肚子裡，強大的心理壓力就會在他們相對薄弱的胃上尋找突破口，胃壁上的潰瘍，就是這一突破口的象徵。人再堅強，身體也會暴露真相。而消化一詞的衍生義即是處理外界資訊。

有家醫院的一位消化科醫生很有名，大家都推薦他，都找他看胃病。原來這位醫生會常規地詢問胃病患者的心事，會安慰和開導患者，抗抑鬱藥、抗焦慮藥也是他的常用處方！

但是從臨床來看藥物的作用往往不徹底，容易復發。有人做了一個有意思的比喻，得了胃病要吃軟食，要臥床休息，要人照顧，這不就是回到嬰兒狀態嗎？也就是說胃是心理需要的一種表達方式，心理的問題解決了，胃才會舒坦。所以，胃病患者應該有意識地察覺和分析自己內心需求的真面目，有意識地訓練自己處理衝突（包括表面衝突和深層衝突）的能力，讓自己有更好的「消化」功能。

反覆頭痛的男生

讀國一的十二歲男生，自四年前即開始出現反覆頭痛，經常缺課，但在家裡則精神較好，整天玩電腦。醫生逐步瞭解到，該男生小學一年級時成績好，被評上好學生；二年級時班主任辦補習班，他沒有參加，雖學習成績較好，但是沒被評為好學生；三年級時班主任老師換了，情況有改善；四年級他考試第九名，只選前八名為三好學生；五年級時他考第十五名，卻選了前十二名為三好學生。他很痛苦，覺得老師不公平，之後成績下降得更明顯。入國中後，一開始信心滿滿，科學考了滿分，可是慢慢地又開始出現頭痛、不想上學、成績下降，總被老師批評懲罰，於是更加覺得老師不公平，更加不想上學，頭痛的頻率更高，但只要在家，情況就會明顯改善甚至症狀消失。

可以看到，這位男孩的內心深處是非常渴望得到認可的，學校老師影響了他的自我認可和對他人的信任，而家庭也沒有及時給予適當關注和理解引導。問題慢慢積累下來，導致他的努力都是為了結果，結果不好就沒有價值了，他就想逃跑，但是他的潛意識裡不允許自己這麼差勁，於是身體幫助了他，頭痛確實是一個聰明的辦法，過度玩電腦遊戲則是另一個解決內心衝突的途徑。

患高血壓的老闆

一位高血壓患者，四十三歲，私企老闆，服用兩種降壓藥，仍常常有心慌、胸悶、恐懼的症狀，情緒不好時，服藥後測血壓仍舊是高的。輔助檢查未發現異常。

該患者在心內科醫生的建議下到精神衛生科就診，抗焦慮藥物治療了一段時間，症狀基本消失，維持治療一年後停藥，停藥後三個月復發。這次心理治療師與其談話，患者道出了兩年前經歷過三位親友的猝死，包括母親、姐夫和表弟，他們是心肌梗塞或腦溢血而離開的。患者對此非常心痛，同時也對自己的軀體健康很擔憂。常常出現心慌、胸悶、頭暈、頭痛、乏力等症狀，經常去醫院檢查，其他沒查出什麼，血壓始終很高，於是醫生給他降壓藥治療。自從被診斷高血壓病後，患者不敢運動，生怕血管破裂。醫師也進一步瞭解到患者平時個性好勝，工作努力，但性格急躁，雖然生意做得不錯，但是覺得很疲累。

早在一九八七年，美國心臟病專家弗裡德曼說：「儘管把任何一個心理因素都說成是病因，還為時過早，也過於武斷，但人格對於健康具有潛在的影響效果是毋庸置疑的。」高血壓、冠心病、陣發性心動過速等心血管疾病被列為心身疾病是有依據的，一九九五年心血管專家胡大一教授提出雙心理論，強調心臟與心理的緊密聯繫及對心血管病患者心理處理的重要性。有臨床研究顯示，在冠心病患者中，具有A型人格（其特點是雄心勃勃、爭強好勝、但缺乏耐心、容易產生敵意情緒，常有時間緊迫感等）占三分之二。

難以緩解的疲憊

工人和農民天天都在做很重的體力活，也未必有明顯疲勞的臉色、軀體和心理感受。但都市中卻有不少人常常一副疲勞相，顯示出疲憊與個體的勞動支出並不成正比。我們會發現當一個人做不願做的事情時，受勉強、畏難、厭煩等心理的影響，人就很容易疲勞。還有些人希望別人看到自己的價值，就可能會經常加班或抱怨太累了，以顯示自己的重要，同時還可逃避家事。從小被寵慣的人不太能承擔責任，更容易有這種問題。所謂潛意識在製造疲勞症狀。

身邊有一位朋友，平時喜歡去美髮店、美容院消費，喜歡逛街買名牌，喜歡到處旅遊，就是不喜歡工作，上班時總是喊累、說煩、說不想上班，在專業領域上也是不思進取。她經常請假，要不是頭痛、腹痛，或是孩子有什麼事，甚至為了想休息一下而請假。奇怪的是，她發生交通意外的事情也特別多，如一次騎車被撞倒了，因臀部和腿部受傷請假休息半個月，不久後又在走路時扭傷了，得請假休息一星期。該女士自幼受到父母溺愛，但因父親脾氣暴躁，所以也免不了經歷父母爭吵以及對自己的言語暴力，其本身就是個矛盾體。潛意識可以讓一個人不用工作，還能得到關心照顧，也不會受到指責。

3.思考與啟示

上述案例和現象非常值得我們思考。為什麼我們會執迷不悟；為什麼明知不對還要做，明知不好卻改不了；為什麼會得一些病，而且很難好轉？有時候我們在意識中能找出點兒原因，但往往是表面的、膚淺的，並且經常用講道理的方法解決問題。

這時候，我們需要深入地去分析意識深處的原因。正如佛洛伊德所提出：「在人類自覺意識之外，還存在著一種人們沒意識到的內驅力，這個內驅力無時無刻存在於人的精神世界裡，支配著人們的行為，這便是潛意識；那些有意識的過程只不過是整個精神生活的片段和局部；即整個精神生活就像是一座冰山，意識只是露出在水面上的一小部分，潛意識則是隱藏在水下，成為意識的基礎並決定其方向的絕大部分。」

榮格認為，任何曾經被體驗過的東西都不可能消失得無影無蹤，那些在當時沒能引起自我認可的體驗也並沒有消失，過去的體驗全不被儲存進意識的底層——個人的無意識中。裡面容納著所有那些與意識功能和自覺的個性化，不協調、不一致的心理活動和心理內容。換句話說就是，被壓抑、被忽視的東西就是萬千心理行為、軀體不適的根源。

生物人類學家莫里斯對動物的特點和進化，及人類的行為進行了大量的觀察、研究和分析，揭示了一些現象的生物學基礎。他在《裸猿》中指出：

並非所有的小毛病都是真的病，輕微的感染和不適常常受到認真的治療，似乎這是大病的前兆。但是有確鑿的證據表明，實際上這些病與原始的「整飾（指動物經常自己或同伴相互整理、清潔皮毛的行為）要求」的關係更為密切。這一類症狀反映的是行為問題，表現為身體不適，但並非真是身體出了問題。我們可以把這類問題稱作「與整飾性邀請有關的小病痛」。

臨床常見的例子包括咳嗽、感冒、流感、背痛、頭痛、腸胃不適、皮疹、咽喉腫痛、肝膽失調、扁桃體炎和喉炎。這些病症病情不重，卻有礙健康，有「理由」得到社交同伴更多的關注，能引起醫生、護士、藥劑師、親戚朋友對患者的安慰。只要患者得到友好的反應，得到同情和護理，這些病症通常會不治而癒。

有趣的是，這些病與個人的特殊要求相適應。例如，如果一位女演員苦於緊張的社會生活和壓力，她會失聲，會患喉炎，所以就得停止工作，並會得到安慰和照顧。於是緊張情緒逐漸消除（至少是暫時消除）。假如她患的是皮疹，她可以用衣服把皮疹掩蓋起來繼續工作，緊張情緒因此就會延續下去。而對自由式摔角手來說，失聲不會是「與整飾性要求有關的小病痛」，但皮疹的確是理想的病症；其保健醫生發現，病患最常抱怨的正好就是皮疹。有意思的是，經常裸露的電影明星常常患的是皮疹而不是喉炎。他們尋求安撫的要求越強烈，疾病就越嚴重。

人生一世，只有搖籃中的嬰兒才會受到最精心的照料和保護。病倒臥床造成十分有利的條件，使我們重新得到孩提時代得到的安撫和關心。我們可能會認為自己是在服用一劑猛藥，實際上這是我們需要的強烈安全感，安全感能治癒我們的疾病。這並不是暗示我們裝病，症狀是真實的，但病症行為是果，不是因。

「軀體化」是潛意識處理壓力的方式，也就是心理問題轉變為軀體問題。對這一轉變的研究，已經成為一門單獨的學科，叫做心身醫學。有很多嚴重影響人們健康的疾病，就是由心理因素導致，如高血壓、胃潰瘍、慢性頭痛等等。正如鐘友彬提出：「把內心衝突轉化為軀體症狀表現出來，並能從症狀中獲得部分扭曲的滿足」。

也許會有人反駁：「誰願意生病啊！」意識層面（理性層面）確實不希望生病，但是潛意識層面就未必了。生病確實是有好處的，但是在利益中還有種種不利之處，它能解決一些問題，但是代價很大，症候帶來的苦痛，和症候之前的矛盾，其苦痛的程度大致相等，也許還要大些，自我希望避免症狀帶來的痛苦，但又不願放棄由疾病帶來的好處，這是個衝突。

總之，儘管關於潛意識的研究迄今仍是眾說紛紜，有人贊同，有人抨擊。對於潛意識的概念也還不統一，其神經生理學機制人類更是知之甚少。但是從佛洛伊德、榮格以及後人，再到更早的萊布尼茲、歌德、叔本華等人，甚至追溯到古老神話，只要我們不是野蠻分析和濫用，不是任何事物都一概而論，那麼我們就有理由去承認，有這樣一種力量在無形地影響著我們的言、行、思，並且去學習瞭解和利用這股力量。

軀體患病後勢必會影響「心」

當你有病在身的時候，常常會經由恐懼將自己的病痛畫面投射到未來，並且在不確定感的助長下，往往懷抱著一種焦慮及沮喪的心情，因此削弱身體的自癒力，讓病痛繼續延長。

——許添盛

從存在主義哲學和心理學的觀點看，生命和死亡相互依存，它們同時存在，而不是先後發生，死亡在生命表層之下持續騷動，並對經驗和行為產生巨大影響。因此，人在出生以後均會出現「死亡恐懼」，只是程度不同、表達形式不同而已。例如，有些人表現為入眠困難、強迫症、焦慮症，有些人表現為性衝動，還有些人表現為軀體方面的不適。因此，任何軀體患病後勢必會影響到「心」，只是程度多少而已。

據統計，綜合醫院門診中心身疾病約占26％～36％，住院患者的心身疾病比例更高，內科疾病特別是心血管、消化道、腫瘤等疾病占心身疾病的大約80％。腫瘤患者的心理障礙發生率為26％～76％，惡性腫瘤接近100％。有人對中國城鄉居民死亡原因進行的調查發現，純粹生物因素導致死亡的只占27.8％，而因心理原因直接或間接造成死亡的比例高達72.2％。

也有研究顯示，30％的糖尿病患者、40％的中風患者、50％的癌症患者、60％的心肌梗塞患者符合各類抑鬱障礙的診斷標準。繼發於軀體疾病的抑鬱症可能是軀體疾病的心理反應，或者是軀體疾病引發大腦某種病理改變的結果。無論哪種原因，軀體疾病伴發抑鬱障礙都會使患者病情雪上加霜：

（1）患者對軀體疾病的治療依從性更差；

（2）康復期更長；

（3）出現醫患衝突的可能性更大；

（4）醫療花費更多；

（5）患者要承受更多的痛苦。

患者在身心的雙重折磨下很容易陷入絕望狀態，因此，伴發抑鬱的軀體疾病患者有更高的自殺率。但患者往往做得很隱蔽，如糖尿病患者會偷偷停用胰島素，心臟病患者停用硝酸甘油，停藥後患者可能很快因併發症死亡，然而看起來患者似乎是因疾病的進展而死亡。還有，伴發抑鬱的患者可能由此成為各種手術、醫療處置後的「找麻煩者」。心胸外科及心血管內科醫生往往會遇到這類患者。明明支架放的很成功，可患者仍天天主訴胸悶氣短、心前區痛，纏著醫生重複做各種檢查。

同樣的，軀體疾病共病焦慮障礙的發生率也很高，其中偏頭痛、胃腸疾病、心臟病和呼吸障礙等，均非常容易併發廣泛性焦慮障礙或驚恐障礙。

Chapter

3

治病與「心」的關係

善醫者先醫其心，
而後醫其身，
其次則醫其未病。

——《青囊秘錄》

自身有病自心知，
身病還須心藥醫；
心若靜時身亦靜，
心生還是病生時。

——鄒鉉

榮格說：「生命中所有最大、最困難的問題，基本上都是解決不了的，而有些人在苦悶中則能保持相當的樂觀，並不是他們解決了問題，而是他們找到了新的生命信念來取代那種苦悶。」足見調「心」在應對生命問題中的重要性。

作者在心理衛生科臨床，遇到強烈要求開「安眠藥」的失眠病人時，往往會想到自己多年前在讀大學和研究所期間經常半夜「睡不著覺」，會起身坐在床邊想一想自己到底是怎麼了。經歷許多失眠之夜，作者對自己、對內心的感受、對人際的關係、對生活中的經歷、對生命的意義……都有了許多新的認識和體驗。現在經常想，如果當時自己被貼上「失眠症」或者「焦慮症」的標籤，並用「安眠藥」或者「抗焦慮藥」來治療的話，現在會是什麼模樣呢？

下面將從治病需要調「心」、調「心」可以治病兩方面來討論調「心」在治病過程中的重要性。

治病需要調「心」

誰靠藥物活著，誰就活得可憐。

——羅・伯頓

如果吃再多的藥，其背後的信念卻不相信身體會健康，那麼光是這種負面的信念就足以摧毀健康。

——許添盛

一、現代醫療在治病過程中的無力感

隨著社會的進步，現代醫療在維護健康和治療疾病方面作出了令人矚目的貢獻，例如，在意外事故和突發公共衛生事件的救護、治療外科性疾病、提高孩子出生時的母嬰安全等方面，現代醫療都顯示出強大的能力。但是，為什麼醫患矛盾不斷加劇、患癌症的人數增加、心理障礙的發病率和自殺現象也似乎都在增加。

總之，現代醫療在解決人體慢性疾病和健康生命問題中日益顯示出無力感，醫療的作用如同吹氣球一般被誇大了。美國孟德爾松博士尖銳地提出：「我相信，如果90％以上的現代醫學從地球上消失，即90％以上的醫生、醫院、藥物和醫療設備從地球上消失，如此一來，便會大幅增進我們的健康。」英國約翰．馬森．古德博士也提出：「醫學所殺死的人，要比饑餓、瘟疫、戰爭加起來都多」；「我相信，現代醫療不僅對疾病沒多大療效，而且往往比疾病還危險。我相信，由於將危險的方法廣泛用於非疾病的治療中，這種危險性又加大了。」

這些話或許有些誇飾的成分，但至少反映出現代醫療在處理生命問題中的無力感。下面將從幾個方面來探討這種無力感。

（一）藥物對延長壽命作用非常有限

在二十世紀初期，開發國家的人平均壽命只有大約四十歲，目前我國的平均壽命為八十歲。人類延長了壽命，藥品製造商急於邀功，聲稱他們合成的藥品是我們「青春和長壽」的保障。我們的中醫藥從業人員也在邀功，聲稱這是我們的「國寶」在養生、治病中的貢獻。這些舉動可以理解，但我們要看到的是，真正改變我們壽命的是經濟、社會、生活方式的變化。

美國疾病控制和預防中心下屬的國家環境衛生中心主任迪克．傑克遜提出：「死亡率下降的部分中，90％發生在抗生素和疫苗出現之前」；「主要是因為水、食品和牛奶的衛生條件得到了改善；物理擁擠程度降低；人們開始使用集中供暖設備、汙水處理系統和冰箱，而且不再使用毒性較高的煤料，改用毒性較低的天然氣和油。」微生物學家勒內．杜波在《健康的幻象》中承認：「人們穿上了便宜又好洗的棉內衣，透明的玻璃使最低矮鑿腳的房屋也能照進光線，這兩樣事物對控制感染所做的貢獻，遠遠大於所有的藥物和治療。」

當然，現代醫療技術對延長人類壽命還是有發揮作用，比如心臟搭橋和心律調節器的安裝、肺部的人工呼吸支援、血液透析（洗腎）這一類讓人嘆為觀止技術。但是，藥物的作用則非常有限，正如美國「明星醫生」亨利．比勒提出：「健康只能透過遵守自然的明確法則來獲得。」

（二）藥物會造成醫源性問題

《百年謊言：食物和藥品如何損害你的健康》中有提到一個案例：

十九歲的大學生喬丹．魯賓來自佛羅里達，病痛折磨了他很長時間。他的症狀是一九九四年夏天的一個午後突然出現的，首先他感到體乏，並伴有腹部絞痛、噁心和腹瀉，一個禮拜內他的體重就掉了二十磅；每天晚上他都會發燒到四十攝氏度，而且隔一兩個小時就得跑一趟廁所，最後造成嚴重的失眠；幾個月之後，他極度消瘦，形如集中營犯人。經過醫生診斷，他患上了克隆氏症，一種「無法治癒」的腸道退化性疾病。

此後的兩年，他的健康狀況不斷惡化，最後竟得坐輪椅。他諮詢過來自七個國家的七十多位健康專家，試過了所有能想到的方法，但總是找不到治癒的方法。喬丹總結道：「一些被證實有效的營養品，其實根本就沒有科學依據，我想要活命，就得繼續吃這些藥，可是這些藥的副作用幾乎和我的病痛差不多。」

類似的情況在我們身邊是「有過之」而「無不及」，我們過度的吃藥、打針，不僅普通百姓如此，部分醫生也是如此。他們往往認為，化學藥、生物藥會有副作用，而中草藥、中成藥沒有副作用。殊不知中草藥、中成藥更是危險，因為一方面，大部分中草藥、中成藥的有效成分、在體內的代謝過程、不良反應都沒搞清楚，療效也沒有得到臨床雙盲試驗的證實；另一方面，中草藥、中成藥還可能存在包括鉛、汞、砷等重金屬在內的有害毒素。據境外媒體報導，繼英國藥品管理局日前發布警告提醒中藥毒性風險後，英國藥管局表示，計畫從明年初起全面禁止中成藥在英國的銷售。更糟糕的是，許多連最基本的中醫理論也不懂的人，也在大量運用中草藥和中成藥，這簡直是在光天化日之下謀財害命。

除上述危險之外，藥物還可能對生命體造成間接的危害。正如梅爾文·克納爾在《十字路口上的醫學》中所述：「比藥物副作用和長期服藥帶來的抗藥性更嚴重的是，人們對這些魔彈的迷信間接造成了這樣的後果：人們忽略了所有適合細菌生長的條件，也忽略了所有消弱身體抵抗力的條件。」二〇〇四年美國《福布斯》雜誌號召：「讓美國人開始停止吃藥」，並提出：「成百萬的人每天在為一些小毛病吞下一大堆處方藥，而其實簡單地生活方式和飲食上的改變……更有效，而且更省錢。對藥物的依賴是可怕的，甚至具有毀滅性：藥物的成本越來越高，增加了幾十億美元；上百萬人有時候在忍受毒性極高的副作用；每年約將近兩百萬起藥物併發症，造成了十八萬患者死亡或患上致命的疾病。」

但是，我們的醫生和病人都很難意識到這些問題。正如美國研究毒素的專家寶拉．貝利提出：「在治療過程中，醫生從來沒想過病人的問題有可能就是使用藥物引起的」；「醫生們受到的教育讓他們相信化學品（也就是藥物）能解決問題，而不會產生問題。」

（三）藥物和常規心理治療技術治療心靈痛苦的作用有限

目前常規的精神病學和心理學治療模式是「對抗」症狀，即針對症狀採取相應的治療措施，其治療的目的在於緩解或消除精神症狀／心理痛苦，而精神症狀／心理痛苦背後的意義往往被忽略。

存在主義心理學家認為，症狀是現象學的，某種情緒或行為在他人看來無論多麼的荒謬，對當事人都是有意義的，只有把症狀和當事人的整體建立動態的聯繫，才能考查其意義。臨床實踐也表明，精神症狀／心理痛苦更多的時候是一種警示，如果治療僅僅停留在症狀的層面上，就好像炸彈被拆除了引線，而炸彈依然被埋在原處。例如，一名抑鬱障礙來訪者可能會表現出情緒低落、興趣缺缺、反應遲鈍、活動減少，在這些表像背後深層次的意義可能是來訪者整個生命的無意義感和無價值感，它們提示患者的心靈已停止成長，內心開始死亡。

邊維爾早在一七七一年就已認識到藥物／物理療法治療心靈痛苦的作用有限，他在《論女子淫狂》中寫道：有時「僅靠治療幻想」就能治癒這種病，「但僅靠物理療法則不可能或幾乎不可能有明顯的療效」。此後，博歇恩進一步明確地提出：「僅用物理手段來醫治瘋癲是徒勞的……若不借助於某種方法使虛弱的病人在精神上強健起來，單靠物質療法絕不會獲得完全的成功。」一九八九年，C.A.Ross 更是尖銳地批評道：「為數眾多陷入絕境的患者，多年來一直在接受無效的藥物治療，不斷遭受二次創傷。」

有精神衛生／心理科治療經驗的人都會同意，現有的精神障礙的治療方法是姑息或不徹底的治療，不是根本意義上的治癒。雖然有傳統生物醫學和心理社會的治療方法，但大多數精神障礙患者一生中仍然有不同程度的復發或慢性的精神障礙。儘管精神藥物和心理社會治療措施對於暫時緩解精神障礙的某些症狀，在許多時候是有效的，但這些治療藥物和技術卻沒有明顯提高對生活幸福、滿意的人群之比例。

前一章已經論述潛意識與疾病關係非常密切，換句話說就是，許多疾病紮根於心靈深處，是無意識的。用存在主義哲學和心理學的術語說，我們的疾病和痛苦在於「死亡」、「自由與責任」、「孤獨」、「無意義」等「存在性」問題。因此，儘管精神科藥物在疾病的急性期，及重性患者中經常顯示出不可思議的療效，但事實也證明，藥物可能會封閉一些微妙的感覺，導致病人／來訪者無法識別自己心靈深處的痛苦和需要。正如威爾．鮑溫在《不抱怨的世界》中指出：「痛苦和不滿是我們心靈旅程的自然組成部分，否定它們就是否定成長。可是，醫藥產業卻藉人生中極為正常的苦惱和不滿牟利，研製出一大堆抗抑鬱、抗焦慮的藥物，設法麻痺我們，使我們感覺不到苦惱和不滿。」

常規心理治療技術所處的狀況也是如此。例如，精神分析的影響力正在日漸衰微。它曾經主導精神病學達三十多年，現在卻如日暮西沉，因為它的療法從未經過充分證明。當今最廣泛使用的心理療法是認知行為治療，它成績斐然，很多研究都顯示出它對於多種症狀，例如抑鬱、焦慮和強迫，都有療效。病人透過學習控制思想和系統地檢查自己的主觀假設和信念，情況確實比沒有這樣做的人更好。可是，很多接受這種療法的來訪者覺得，只是改變自己的思想和行為，實在無法整合生命的完整層面，最重要的是沒法滿足自己靈性方面的需求。正如科克・施奈德和奧拉・克魯格在《存在——人本主義治療》中所說：「上述兩種情況（行為主義治療和精神分析治療），都無法彰顯人類璀璨與神秘的完整性，也無法展示它自由卻脆弱的現實性。」

二、安慰劑在治病中的作用

《英國醫學雜誌》在二〇〇四年刊登的一項研究結果顯示，耶路撒冷有五分之三的醫生出於好奇心，會讓病人依例服用安慰劑，以觀察它們的效用。在接受調查的醫生和護士中，竟有94%的人說，從氣喘到心絞痛和眩暈，糖制藥丸對緩解症狀都有療效。下面就安慰劑在治病中的作用作一介紹。

（一）安慰劑作用是許多醫療技術和藥物治療有效的原因

我們經常會聽到一些醫療奇蹟，例如某某醫生的技術高明，服了他開的藥之後，我的癌細胞消失了；這種治療儀器真是管用，把我長達十年的睡眠障礙治好了……類似的傳聞不斷在人們之間相傳。真的是醫療技術和藥物起的作用嗎？其實不盡然。因為效果可能與藥物或治療技術本身無關，而是安慰劑在發揮作用。換句話說就是，「心」可能是許多醫療技術和藥物的作用機制。手外科醫生保羅．班德在其著作《疼痛：不受歡迎的禮物》裡記述的真實故事，就能充分說明這一點：

有一位在印度的復健主治醫師瑪麗．維吉斯，很想追上最新的現代科技。有一天，我們爭論著投資購買超音波儀器是否明智，而我從沒使用過超音波。超音波在醫學文獻及廣告中，被吹捧為突破性的治療技術，可減少傷疤及舒緩關節疼痛。維吉斯要我立即訂購這種儀器，我卻猶豫存疑。

最後維吉斯贏了這場辯論，很快地，這部全印度第一架超音波儀器，便從她的部門傳出嗡嗡運轉聲，帶來很大的振奮。也許為了安撫我，瑪麗同意測試一百個手指關節硬化的病人。所有病人都接受相同的治療及按摩，但其中只有一半暴露於超音波儀器前，記下他們初期的活動幅度，便於以後我們客觀比較結果。整個測驗過程中，瑪麗的物理治療師堅持兩組病人都受到相同的關注和鼓勵。

評估日終於臨到，評估結果迫使我吞下對儀器的存疑。病例清楚顯示超音波治療正如廣告所述，在各方面都產生作用，病情的緩解不容否認。

數週後，販售超音波器材的公司代表來察看機器是否運作正常。他很高興地聽著我們的報告，並商討把我們的發現與其他醫院分享。他打開儀器開關，機器立刻嗡嗡作響，接著，他把一杯水放在超音波磁頭下，水面卻平靜不動，一個迷惘的表情浮現在他臉上。於是，他打開儀器後部，探頭其中，然後大叫：「嘿，這部機器根本就沒動過嘛！我們運送機器時，怕有損壞，所以沒把超音波的磁頭接通。現在它仍然沒接上。」

維吉斯很快便明白了其中的含意，她顯得有些失意，最後說：「那麼是什麼使它嗡嗡作響呢？」

「哦，那只是冷卻風扇而已。」那技術員說，「相信我，你們從來沒用過超音波。」

然後，保羅．班德用下面這句話總結了這個故事：「我們的奇蹟醫治，再一次為安慰劑的療效做了昂貴的示範。因著治療師對新器材的激動，透露出熱誠和希望，病人身體把這部分熱誠與激動轉化成實質的病情進展。」

寂相法師在《不昧之心》中談了一例「安慰劑使腫瘤消失」的案例：

我的一個朋友是外科醫生，有一次，他為病人做腫瘤切除手術，手術一開始，就發現腫瘤病變已擴散，只好再重新縫合，他也向病人解釋了實際情況。這位病人是農村來的，聽不懂艱澀的醫學術語，堅持並認定自己已經做過手術，病已經好了，堅持要求出院，外科醫師無奈之下，只好同意。一年後病人回訪，讓人想不到的是，他的病竟然真的好了，所有指標都顯示癌細胞消失了。病由心生，亦由心滅，心的力量強大得讓人覺得不可思議，而積極向上的心理能夠促進健康，甚至改變一個人的命運。朋友為之深深震撼，他原來是外科醫學博士，後來直接讀心理學博士去了。

下面再舉湯瑪斯在《最稚齡的科學：一名偉大醫師的觀察手記》中的內容來說明「心」在疾病治療中的價值：

罹患最糟糕病症的患者總會復原，起碼一部分病人會；也有極少數的病症，如狂犬病，會讓患者無一倖存。但大多數的疾病都是讓某些患者殘廢，另一些患者卻逃過一劫，如果你是少數的幸運兒，也剛好有一位穩健、有知識的醫師，你就會認為是醫師救了你。以前我父親開車載我時，常對我說，如果成為醫師，千萬別信這種事。

不過，雖然他這麼懷疑，他到哪兒還是帶著他的處方箋，並替所有的病人開出大量的處方，這些神奇藥方都包含了五、六種蔬菜成分，每種都需要由藥劑師小心衡量測重，藥劑師會搗碎藥粉、融入酒精、裝瓶、附上標籤，標籤只寫上病人的名字、日期和劑量指示。藥物的內容則是一個謎團，為了保持神秘，處方總是以拉丁文書寫。這種療法的作用是為了保險……因為，這些藥物是安慰劑，也是醫學長久以來（好幾千年）的主要支柱和唯一科技，也因此有著宗教儀式般的咒語魔力。我父親不太相信這種藥物的治療效力，但他每日行醫時還是會用。他的病人期待這些藥物，不提供這些藥物的醫師很快就沒有了生意。以他所見，這些藥無傷；甚至在疾病對病人產生影響時，這些藥還能讓病人有點事可做。

（二）安慰劑具有強大的治療效果

「安慰劑」通常與某種新藥的雙盲臨床試驗聯繫在一起。經常，在研究結束時，我們就會聽說這種藥是否能在緩解疾病症狀方面超過安慰劑的效果。其實，我們的臨床醫生經常在治療疾病過程中，自覺或不自覺地運用安慰劑效果，有效的暗示治療就是一種安慰劑，它能與我們的神經—內分泌—免疫系統相互產生作用，創造出有治療效果的協同作用。

一九五九年的《新英格蘭醫學雜誌》刊登了一項開拓性研究成果，記錄了假手術所產生的安慰劑強大效果。患心絞痛的心臟病病人接受了假手術後，出現的狀況改善竟然和那些真正經歷手術的病人一樣。梅爾文．克納爾在《十字路口上的醫學》中吃驚地說道：「他們疼痛減少，吃硝化甘油藥片來控制心絞痛的量也減少了，恢復正常行動，甚至心電圖的記錄也改善了。所有這些改善的程度，都和那些接受了完整手術的病人一樣。」

哈佛醫學院的傑瑞．阿沃恩教授在《強效藥物》中提出：「安慰劑能夠和合成藥物一樣有效，而且副作用少得多」。他說道：「英國的《柳葉刀》雜誌在一九七八年刊登了一篇重要論文，將曾經被認為是故弄玄虛的安慰劑效果，放進了神經藥理學的硬科學領域加以研究。這項研究開始用的是典型疼痛試驗：志願者服下無效安慰劑，正如所預期的那樣，很多人報告說該藥減輕了疼痛。但當這些受試者服用麻醉阻斷劑納洛酮時，安慰劑的療效也同樣被阻斷了。這說明安慰劑的效果部分源自於，個人在大腦中分泌自造麻醉劑的能力。」

哈佛醫學院的赫伯特．本森教授更是在其《永恆的治療》中尖銳地指出：「在很大程度上，醫學的歷史就是安慰劑發揮作用的歷史。」美國加州大學洛杉磯分校的安德魯．路希特對此深有同感，在完成了一項為期九週、包括五十一名病人的研究之後提出：「我們現在知道，安慰劑的確是一種積極的治療手段。」

義大利都靈大學醫學院的研究人員，透過對帕金森病患者的腦進行詳細掃描，結果發現，病人接受安慰劑（其形式是鹽水）後，和使用緩解症狀的藥物時一樣，出現了同樣的反應，緩解程度也一模一樣。他們進一步發現，安慰劑起效後，會導致多巴胺釋放。而帕金森病人的震顫和肌肉僵硬正是缺乏多巴胺導致的。

三、小結與啟示

《青囊秘錄》中寫道：「善醫者先醫其心，而後醫其身，其次則醫其未病。」邱鴻鐘教授也提出：「人類醫學的本質特徵當然是人與人之間，透過語言對話及其語言對實踐的指導和控制而實現的一種互助，而不是人對另一個生物的簡單修理。」

上文的諸多研究結果表明，就疾病的治療而言，單純的生物學治療是片面的，諷刺的是，許多表面看起來有效的治療，實際上是透過「心」起作用，與藥物本身並沒有關係；「安慰劑效應」如此強大，再次證明情感和思維如何影響著，精神撫慰和身體治癒的過程。這提示我們：治病需要調「心」。正如許添盛醫生針對高血壓所提出的：「血壓高本身並非疾病，只是一種生理症狀。降血壓藥可以快速降低你的血壓，但無法令血壓不再上升。因此，以降血壓藥對抗高血壓是場永無止境的攻防戰。調整自己的期望以及對人、事、物較具彈性的態度，也可以幫忙降低血壓。就心理因素而言，降低個人內在不斷驅使血壓上升的壓力情境，才能幫助解決高血壓的問題。」

因此，在治療疾病的過程中，我們不可一味地躲在手術、藥物、檢驗報告和醫學術語的背後，而是要把病人看成「有其獨特的想法和恐懼、價值觀、關心取向、說得出和說不出的問題」的一個人、一個生命體。

調「心」可以治病

效果取決於思維

——傑瑞・阿沃恩

上帝治病，醫生收錢。

——西方諺語

在傳統二元對立心身觀和唯物主義「物質第一性」等的影響下，我們比較重視「身」影響「心」，往往忽略了「心」對「身」的影響。正如赫伯特・本森教授在一九九七年惋惜地說道：「醫生根本不明白安慰劑的作用，還把安慰劑看成科學的異端或違背科學原理的東西。」隨著醫療證據的日益增多，這種狀況正在逆轉，「調心可以治病」的觀點已被越來越多的人接受。如梅爾文・克納爾在《十字路口上的醫學》中提出：「幾百項試驗說明，精神因素（思維裡的東西）能影響身體，包括免疫系統，能調動分子和細胞去抵抗疾病。」下面再舉幾個例子來說明。

威克森林大學的研究小組發現，積極的思維能夠和嗎啡發揮同樣的止痛效果。研究者透過對十位志願者使用功能磁共振成像，發現如果志願者降低自己對疼痛的預期，僅僅把注意力放在這樣一種信仰上——疼痛並不像通常體驗時感覺那麼糟糕，對處理疼痛非常重要的大腦區域就會減少活動。研究小組因而提出：「對付疼痛不僅僅需要藥丸。」

威斯康辛大學麥迪森分校的研究人員用實驗證明了積極思想能加強免疫系統，而消極思想能使你患病。他們針對五十二名年齡從六十歲左右的病人，並在他們回憶過去令自己開心、悲傷、恐懼或氣憤的事情時，測量他們的大腦活動。然後為每個志願者注射一支流感疫苗。在接下來六個月裡，每個志願者接受測試，觀察疫苗所產生的抗體水準。那些早先大腦右前額葉皮層（悲觀者的區域活動更頻繁）活動最強烈的人，對流感注射的免疫反應最差。那些對注射反應最健康的，則是左前額葉皮層大腦反應最強烈的人，因為這一區域和樂觀性有關。

史丹佛大學的心理醫學專家西格爾做了一項結果驚人的研究，他調查兩組罹患惡性腫瘤轉移的婦女。第一組得到標準的醫學照顧；第二組也得到標準的醫學照顧，但同時還得接受心理治療。結果第二組較少有焦慮、沮喪、痛苦的問題，這沒什麼了不起，西格爾還發現，接受心理治療的人比對照組的人多活了一倍的時間！

Chapter

4

禪是調「心」療癒之學

山中之賊倒易治，
心內之賊卻難防。

——王陽明

競利奔名何足誇，
清閒獨許野僧家；
心田不長無明草，
覺苑常開智慧花。

——石屋清珙禪師

一提到「禪」，許多人會馬上聯想到宗教、神秘主義。其實，禪並非神秘主義，它就像日光，普通而清明。而且，與其他許多佛教派別排斥現實生活不同，禪學尤其是禪宗肯定現實生活的合理性，認為人們的日常活動是人的自然本性的表露，要在平常的感性生活中去發現清淨本性，體驗禪境，實現精神超越，具有最接近世俗生活的優點，具有十分明顯的實用價值。簡單地說，禪是調心療癒之學。下面將從禪解決人的存在性問題、調心是禪的核心內容、禪的調心療癒思想等方面展開論述。

禪解決的是「人存在性」的問題

人生最終的目的在於覺醒和思考的能力，而不只在於生存。

——亞里斯多德

如果靈魂不在了，沒有什麼能把人從愚蠢中拯救出來。

——榮格

禪的梵文是Dhyāna，中譯為「禪那」，簡稱為禪。禪，鳩摩羅什譯作思維修，是一種運用思維活動的修持方法；唐玄奘譯為靜慮，相當於英文中的Meditation，靜指身體狀態的堅持，慮指心理過程的遞進，表明了禪從身體到心理對人的影響作用。

隨著佛學知識在中國的傳播，並與中國傳統文化結合，產生了禪宗一派，禪的知識開始在中華大地開花。綜觀禪宗典籍可發現，他們所謂的禪，指的是「悟」、「開悟」的獲得過程，「如人飲水，冷暖自知」，「不可言說」，是偏重於實踐的體系，它的目標是要求我們獲取內心的自由，免於瘋狂或殘廢。換句話說，禪宗裡的禪是一種看入自己生命本性的藝術——悟，是從枷鎖到自由的一種方式。

隨著禪學的發展和研究的深入，禪的含義也變得相對具體。例如，淨慧法師認為，禪「是生命的自在解脫」，有三個層面：（1）從信仰和修行的角度說，「禪是生命的自在」；（2）從生活的角度說，「禪是一種瀟灑」；（3）從文化層面來說，「禪是思想的空靈」。臺灣禪學研究專家王溢嘉把禪概括為：一種思考洗禮、一種認知法門、一種自我瞭解、一種心靈解放、一種特立獨行、一種對立超越、一種心理治療、一種人間修行、一種自然回歸、一種生活智慧。

有學者在十六處西方禪修中心做「你認為禪是什麼」的問卷調查時發現，在西方人眼中，禪大致上的含義是：心靈的狀態、發現自我、對心的訓練、生活經驗、心的覺悟、某種存在。

如果把上述各種說法進行整合，就可以用下列四點來理解禪：

（1）禪的基本思想是與個體的內心活動進行最直接、最親密的接觸。也就是說，禪所要把握的就是活生生的、生命的中心事實。

（2）禪是一種知覺或感覺，而不是抽象或冥想。

（3）禪是一種生活，離開了生活便沒有禪。

（4）禪是趨向心靈的覺悟，但這裡所謂的覺悟，不是脫離世間的死寂或對欲望的滅絕，而是獲得一種在生活中觀察事物的新見解。

因此，如果從存在主義哲學和心理學角度看，禪解決的是人存在性的問題。

調「心」是禪的核心內容

我心熱如火，眼冷似灰。

——日本禪師釋宗寅

一行三昧者，於一切處行住坐臥，常行一直心是也。

——《六祖壇經》

一、從悉達多的悟道過程看禪與調「心」

悉達多曾過著錦衣玉食的生活，常人該有的他都有，許多常人沒有的他也有，可是他並不快樂。一天，他說服了為他駕車的馬夫帶他去宮殿外看看，在回迦毗羅衛城時，悉達多注意到一個頭髮花白的老人，「那是什麼？」他問馬夫。「那是衰老，」他得到了這樣的回答，「美貌的殺手、活力的廢墟、憂愁的源頭、快感的墳墓……」「快，我們回去吧！」悉達多說。然而，種子已經種下了。「對衰老的恐懼占據了我的心，我又怎能享受宮殿中的生活呢？」他悲嘆道。

後來一次外出時，悉達多看見一位病人。又一次，他看見了一具屍體。每一次偶遇都加深了悉達多的沮喪：「這個世界正受著怎樣的苦難啊！人們出生、衰老、死去，又再次出生，但他們卻無法找到擺脫苦難的方法。」

自此，悉達多為了尋找生命的意義，開始走上出家之路。就在他準備離開宮殿時，他和魔王摩羅發生了第一次衝突。在悉達多的一生中，每逢關鍵時刻，摩羅都會現身考驗他。摩羅是誘惑的代言人，來自悉達多蒙昧的迷心，慫恿他沿循熟悉的道路，阻撓他開創一條艱難但卻是通向解脫的道路。摩羅向他保證，如果他不再提起摒棄世俗生活的想法，並回到宮殿，七天內就會成為統一天下的君王。悉達多毫不客氣地拒絕：「你大錯特錯了。」摩羅反脣相譏：「從現在起我將如影隨形的緊緊跟隨你，你將永遠無法擺脫我。」

此後，悉達多走上了尋找解脫的路，就在他覺醒的前夜，魔王摩羅試圖再次干擾悉達多實現目標。摩羅掀起旋風，使長茅和弓箭齊發，但悉達多卻不為所動。這激怒了摩羅，他派出了一隊魔軍，但他們也被擊退。「欲望、不滿、懶惰、恐懼、猶豫不決、指責他人，這些組成了你的魔軍。」悉達多說，「懶惰而懦弱的人無法制服他們，但我將以智慧擊潰他們。」

摩羅使出最後一招。「起來吧，悉達多」他的聲音隆隆作響，「那個位置是屬於我的。」「不，摩羅，」悉達多回答，「這一位置為一切未來諸佛所有，他們將在此實現覺悟，這裡屬於那些，志在將一切眾生從妄想的羅網中解放出來的人」悉達多繼續說，「嘗試去殺害一個為把人類從習慣的奴役中解脫出來，而竭盡全力的人，這對你毫無益處。」

「但是又有誰會看到你的努力呢？」摩羅冷笑道。悉達多彎腰輕觸地面。大地如雷鳴般震動，以示支持。摩羅洩氣地退下了。

悉達多將內心的魔王制服後，進入了深層的禪定。接著領悟並提出了「苦」、「無我」、「無常」的三法印。

悉達多是禪的創始人——佛陀在未出家之前的名字。對悉達多悟道過程有諸多種解釋，富含神話意味。我們認為，從存在主義哲學和心理治療學的四大主題「死亡」、「自由」、「孤獨」、「意義」角度分析，未悟道之前的悉達多至少存在著「死亡恐懼」、「意義感缺失」，而且還可能存在「存在主義」意義上作為「人」的「不自由」和「孤獨」。換句話說，當時的悉達多存在著神經症人格，或者說存在著意識和潛意識的諸多衝突。悉達多與摩羅（可以理解為內心另一個「我」或亞人格或陰影）的鬥爭過程，其實就是他解決自己的心理衝突過程，人格獲得整合的過程。換句話說，悉達多悟道過程就是調「心」的過程。

二、從參「話頭」與「公案」過程看禪與調「心」

禪學中的參「話頭」就是以追問自己一個問題作為修行的一種方法。「話」是語言，「頭」是源頭。話頭是一個短語、一個句子或一個問題，你要以它來修行，要探索這句話之前或背後是什麼意思，直到其根源。也就是說，當我們應用話頭修行，就是嘗試找出在還未用到話或文字，或符號的描述之前，「那是什麼」。然後，隨著修習的進展，你會產生疑情，在這種情況下，你就不會意識到你的身體、世界或一切，這時只有一樣東西存在，就是問題，如此，你可能就開悟了。

參「公案」的過程與此類似，不同的是，一個公案基本上是一個完整的事件。例如，「南泉斬貓」的故事就是「公案」。有兩組僧人爭論著誰應擁有那隻貓。當南泉經過叢林時目睹此爭論，他抓起貓來，說：「給我一句話，說對了，你們可以救這隻貓。」沒有人敢說任何話，南泉於是把貓斬成兩段。過了不久，一位造詣高深的弟子趙州從諗回來，當他聽到這個故事，他把鞋子頂在頭上走出去。南泉說：「如果你當時在場的話，那隻貓便不必死了。」以這個公案修行，即是問：這個故事的全部過程是什麼？

有時候，一個人參「話頭」與「公案」很努力，但他仍然沒有悟出任何新境界，這時師父可能會給他一句有力的、直接的、甚至不近人情的話（稱為打「機鋒」）。例如，有人感到口很渴，你給他一杯水，但正當他準備拿起那杯水來喝時，你把那個杯子拿走，並摔到地上去，然後問他：「你還要喝水嗎？」

總之，「話頭」與「公案」中的話從表面看來似乎跟看天書一樣，忽上忽下，忽東忽西，上不接天，下不著地，讓人丈二金剛摸不著頭緒。如「聽只掌之聲」、「把你的心拿來」、「來的是什麼東西」、「什麼是父母生你之前的本來面目」之類。但是，在這些話背後往往隱藏著深刻的含義或智慧。對這些話是不能用理性和原來的認知可以解釋的。如果用邏輯理性作解釋，就只會落入虛妄之門，把禪庸俗化，變成口頭禪。

從心理治療的角度看，參話頭與公案的過程具有截斷大腦自動思維、自動反應的作用，進而可打破心理防禦，讓我們摘下面具，呈現出自然的、本真的我。可以說，參話頭與公案的過程是一種潛意識探險過程，是深層次的調「心」。

三、從下「轉語」看禪與調「心」

「轉語」是那些回轉一個人觀念和態度的語句，是禪師在育人過程中幫助學人開悟的話。例如：

有一次，百丈禪師在開示時，一個白髮白鬚的老人在聽眾之中坐著。在開示結束時，老人走近百丈禪師，說：「五百世前，我已經是修行人，但那個時候我告訴人，禪行者不落因果，直到現在我竟是一世又一世地轉世為狐。請你給我一個轉語，好讓我脫離狐身。」百丈說：「聽好，與其說不落因果，你應該說不昧因果」。聽到這句話後，老人非常高興，頂禮三拜後便離開了。第二天，百丈與他的弟子在後山撿起一具狐屍，並為它舉行了僧人的葬禮。

儘管這則故事可能不是真實的歷史事件，但它闡明了如何以幾句話轉變根深蒂固的執念，並帶來利益。這多麼像心理諮商過程中，諮詢師與來訪者之間的談話方式。下面再舉一例：

覓心與安心

神光問：「我的心不安寧，請師父為我安心。」

達摩禪師說：「你把不安的心找出來，我就幫你安心。」

神光說：「我找不到心。」

達摩禪師說：「我幫你把心安好了！」

神光當下大悟。

達摩是禪宗初祖，神光是禪宗二祖。對於神光提出的「安心」問題，達摩並沒有叫神光從持戒、修定著手，再廣讀般若、唯識，只是簡單地說了一句：「把心找出來。」在神光觀察自心，發現妄念飄忽，像水中月一樣不可把捉，真正的心是拿不出來的時候，達摩再下一轉語：「我幫你把心安好了！」這是多麼高明的調「心」辦法啊！

四、從禪定的修習看禪與調「心」

禪定（meditation），也稱沉思、靜坐、打坐、冥想等，是印度對於自修方式的一種描述用語，最早來自於印度教、婆羅門教、佛教以及印度其他教派，至今印度以及世界上流行的瑜伽術，仍然以「禪定」作為自修的專門稱謂。

不同視角對禪定有不同的描述。例如，在傳統宗教中，禪定是指一種達到對終極真理領悟的實踐方法；在現代用法中，禪定是指一種自我體驗、自我覺知的精神集中行為；在心理生理學的視角，禪定是指有意識地注意自我控制。

禪定的修習主要包括調身、調息、調心三要素。調身指禪定修習過程中，身體方面的準備，如準備坐姿、行走、站立等；調息指調理呼吸，使氣息和順舒暢，讓心境平靜安穩。在此基礎上，進入禪定修習的核心——調「心」上，從事各種觀想，如「觀想身外的事物」、「觀想地、水、火、風的功德」、「觀想身體的某一部位」……。在禪定修習的過程中，我們需要像觀看大海中的波浪一樣處理頭腦中的雜念。正如《童蒙止觀》中所說：「行者初坐禪時，心粗亂故，應當修止，以破除之；止若不破，即應修觀。」也就是說，如果在靜坐入定過程中出現種種雜念時，首先應隨心念所起而制止之，若止法不能破除雜念，就應當採取推理分析的方法返觀勘破，以排除雜念。

因此，從禪定修習的角度看，禪就是調「心」。正如牛頭法融禪師所作的《答『用心時』偈》所言：

恰恰用心時，恰恰無心用。
曲譚名相勞，直說無繁重。
無心恰恰用，用心恰恰無。
今說無心處，不與有心殊。

五、小結與啟示

儘管上文敘述簡略，但足以讓我們理解禪與調「心」的關係。正如釋繼程禪師在《心的鍛煉：禪修的觀念與方法》一書的前言中所寫：

問禪者：「禪為何物？」

「直透生死大事！」

禪是調心、修心、煉心的方法。

為何要調心、修心、煉心？

世俗的心，未調的心，散漫、散亂。

在禪家看來，人內在心靈的不安與痛苦的根源，在於人生短暫與宇宙永恆之間的矛盾；人生的價值並不在於肉體上的享受，而在於培養「正見」，消除「邪見」，領悟宇宙真諦，進入一種至高無上的理想境界。

為了達到這一理想境界，歷代禪師透過各種內向性「調心」（煉心）的方法，以其窮身心世界之奧秘，如實認識自己，開發本性潛能，迸發出超越性的般若智慧，解脫以生死為中心的一切束縛，根本解決人本性中絕對自由之追求，與客觀現實的矛盾，達到常樂我淨的涅槃境界。

可以說，禪就是如何調「心」之學。

禪的調「心」療癒思想

應觀法界性，一切唯心造
——《華嚴經》

快樂只不過是一場幻夢，但痛苦卻是真正實在的。
——伏爾泰

一、禪說痛苦與解脫

禪師生活平淡，但相對健康，壽命普遍較長，為什麼呢？這與其獨特的生命痛苦觀與解脫方法有關。具體地說，禪家維護健康、止息痛苦的根本方法是對四聖諦的了悟、對八正道的踐行。四聖諦包括「苦諦」（人生本苦）、「集諦」（痛苦的成因）、「滅諦」（痛苦的止息）和「道諦」（道的真理）。八正道包括正見、正思維、正語、正業、正命、正精進、正念、正定。

（一）禪說痛苦及其原因

人出生之後，就註定有「苦」，正所謂「吾有大患，唯吾有身」。換句話說，身體不只是會受苦，「有身體本來就是苦」。故佛陀提出：「生是苦、老是苦、死是苦、求不得是苦。」從存在主義哲學和心理學角度看，這些苦是眾所皆知的「苦」，無可避免。我們的軀體（又稱色身、肉身），如果沒有獲得充足的飲食、睡眠、運動與保養，連基本生命可能都難以維持。我們花了五花八門的保養方法在身上，如營養品、洗髮精、護膚乳、藥品等等。可是，儘管我們耗費大量的精力、時間與金錢，卻仍然只能維持軀體的基本運作，始終避免不了生、老、病、死的過程。世界上大部分的人都努力使自己更年輕，卻沒有一個人獲得成功。很多人耗費大量光陰，只是想讓身體獲得多點舒適與滿足，如此浪費生命，豈不苦上加苦。如叔本華所說：「愚人在生活中追求快樂，到頭來卻發現自己受騙了。」

不僅軀體受苦，心靈也同樣在受苦。有人統計過，一般人每天有一萬多次的念頭出現。如果我們稍加留意，就會發現心靈像猴子一樣地任性，從不乖乖的聽話，經常是滿腦子的自尋煩惱。即使是善念，也會因一個接一個地穿梭不停而讓人不安。

對於苦的原因（集諦），佛陀曾說，人生一切苦惱來源於貪、嗔、癡三毒。貪指「貪欲」，為三毒之首。我們有兩種根本貪欲：生存的欲望和感官享受的欲望，其它貪愛均由此派生。我們為了生存而不停地奮鬥掙扎，卻沒有一個能逃脫死神的魔掌；我們為了感官的享受而不停地奮鬥掙扎，但這種享受只是曇花一現。嗔是一種負面情緒，對人的影響在第二章已有大量的論述。在追求貪欲以及任由負面情緒肆虐的過程中，我們用酒精、煙草、毒品、垃圾食物、違背作息規律來自我毀滅，這就是癡。

可以看出，在禪家眼中，人生的本質是「無常」的，如夢似幻的，無論我們有多麼美好的幻想，它們終究會消失。這種存在主義人生困境困擾著所有人，無一倖免。故《金剛經》提出：「一切有為法，如夢幻泡影。如露亦如電，應作如是觀。」如果我們能夠清楚地瞭解，貪欲是永遠無法滿足的，擺脫人生的困境，便露出了第一道曙光。

接著，佛陀又提出了滅諦（痛苦的止息），他指出，只要我們用心觀照，便會發現除了自心之外，別無他物。換句話說，我們的痛苦並非真實存在。我們平常之所以苦上加苦，除認識不到「苦」和「苦因」外，還在於我們使用了錯誤的方法，即向「心」外尋找解答，比如保健品、安逸的生活等等。假如我們如實地了悟「人生本苦」、「無我」、「無常」三法印，學會「觀照自心」，自然會得到苦的止息。

總之，禪家所說的痛苦及其原因在於「心」。故《華嚴經》提出：「心如工畫師，能畫諸世間，五蘊悉從生，無法而不造。」永明延壽禪師在《萬善同歸集》中說得更具體：「心能作佛，心作眾生，心作天堂，心作地獄，心異則千差競起，心平則法界坦然，心凡則三毒縈纏，心聖則六道自在，心空則一道清淨，心有則萬境縱橫。如谷應聲語，高而響大，似鏡鑒像形，曲而影邪，以萬行由心，一切在我。」

（二）禪說痛苦的解脫

痛苦的解脫，即是四聖諦中的道諦（道的真理），亦即八正道。

「正見」是八正道中最根本的一道，意味著能夠清楚地認識到我們的問題在於受苦、不知足、焦慮與空虛感。當我們覺得空虛時，會不斷地想去尋求刺激，如透過找人聊天，聚會喝酒玩樂、賭博等來填補空虛。但是，從長遠的角度看，這無異於飲鴆止渴，只會導致越來越空虛，越來越感到無意義。

在這些認識的基礎上，「正見」還意味著能認識到，想要解脫人生的痛苦，除了透過修道以外，別無他法。當然，相信自己有能力踏上修行之道，以及對「業」的認識也屬「正見」範疇。

其餘七道都是在「正見」的基礎上進行精進不懈的修行：

「正思維」，又稱正志，即根據四諦的真理進行思維、分別；

「正語」，即正確的話語，指說話應該誠實可靠，不說謊。說話要符合佛陀的教導，不說妄語、綺語、惡口、兩舌等違背佛陀教導的話；

「正業」，即正確的行為，指一切行為都要符合佛陀的教導，不作殺生、偷盜、邪淫等惡行；

「正命」，指過符合佛陀教導的正當生活；

「正精進」，又稱正方便，指毫不懈怠地修行佛法，以達到涅槃的理想境界；

「正念」，除念念不忘四諦真理的意思之外，又專指「正念禪修」，即對當下所發生一切的全部覺察，不進行任何判斷取捨，生活在此時此地；

「正定」，指專心致志地修習佛教禪定，於內心靜觀四諦真理，以進入清淨無漏的境界。

可以看出，禪家所使用的解脫痛苦方法，儘管涉及到行為，但以調「心」（即「正見」）為基礎。

二、禪說健康與疾病

禪家認為生命體是由身、心、靈組成的整體，包括三個方面：一個是物質構成的軀體，也就是生理方面，禪家常稱之為色身，或肉身，主要指五蘊中的色蘊；另一個是由人的意識、思維和情緒等組成的心理方面，包括五蘊中的受、想、行、識等蘊，屬八識中的前六識，與現代心理學中的感受、意識、情緒、認知等類似；第三個是靈性部分，這個靈性並非指鬼神，它包括前世因緣、以前的業障、衝突的冤家等，是跨時間、空間的因果關係，一般人是難以覺察到的，只有修行到一定時間才有可能體會到，主要指八識中的第七識末那識，也可能涉及到第八識阿賴耶識，這兩識類似於佛洛伊德所說的「潛意識」和榮格所說的「個人無意識」。美國雷久南博士對禪的健康觀進行了歸納，提出「身心靈整體健康觀」，這與常說的「軀體健康」、「心理健康」、「社會適應良好」、「道德健康」組成的健康觀非常符合。

在禪學中，心理與心靈往往合併稱為「心」。因此，禪家常把病分為兩種：一為身病，二為心病。正如《大智度論》所述：「無量眾生有三種身苦老病死，三種心苦貪嗔癡。複次有二種問訊法：若言是否少惱少患，稱為問訊身；若言安樂否，稱為問訊心。種種內外諸病名為身病；淫欲、瞋恚、嫉妒、慳貪、憂愁、怖畏等種種煩惱，九十八結、五百纏、種種欲願等，名為心病。」

在禪家眼中，人人都是有「病」的，因為人人都是有欲望的，不會控制欲望，就形成了「心病」，而「心病」又是「身病」的原因，正所謂「應觀法界性，一切唯心造」。用現代的語言來說就是，情緒惡劣、心理失衡、人格偏頗等，都會透過神經、內分泌、免疫等途徑，造成機體功能障礙，出現各系統病變。故明代哲學家王陽明提出：「莫將身病為心病，可是無關卻有關。」

另外，對於「心病」和「身病」，禪家認為其間並沒有多大的分割。因為，在禪學的心身關係中，「心」是占主導地位的，是人的本體，軀體則要為之所用。猶如電腦一樣，軀體是主機，而「心」是軟體。在西藏醫學的古老經典《四部醫典》中就宣稱：「一切疾病都是自我執著的結果。」書中還說：「疾病的一般原因，疾病的唯一原因，是未證無我空性。一隻鳥即使在天空翱翔，也永遠甩不掉它的影子（這時影子是看不見的）；未覺悟者即使陶然自樂，也永遠免不了身心疾病」；「疾病的特別原因就是未覺悟而產生了貪嗔癡，就引起生氣、膽汁和黏液的諸病。」

根據這些古老的醫典，一切身心疾病的根源都可歸結為「對『我』的執著」。換句話說，在禪學中，不管是健康還是疾病，都是「唯心造」的，最佳的藥物是調「心」。正如《童蒙止觀》

所說：「由心識上緣，故令四大不調；若安心在下，四大自然調適，眾病除矣。」指出軀體疾病四大（地、水、火、風）不調的根源在「心」。這在《中阿含經》中論述更為詳細、具體：

諸賢，說病苦者，此說何因？諸賢，病者，謂頭痛、眼痛、耳痛、鼻痛、面痛、脣痛、齒痛、舌痛、齶痛、咽痛、風喘、咳嗽、喝吐、喉啤、癲癇、癰癭、經溢、赤膽、壯熱、枯槁、痔（病－丙＋匿）、下利，若有如是比餘種種病，從更樂觸生，不離心，立在身中，是名為病。諸賢，病苦者，謂眾生病時，身受苦受、遍受、覺、遍覺。心受苦受、遍受、覺、遍覺；身心受苦受、遍受、覺、遍覺，身熱受、遍受、覺、遍覺，心熱受、遍受、覺、遍覺，身心熱受、遍受、覺、遍覺；身壯熱煩惱憂慼受、遍受、覺、遍覺，心壯熱煩惱憂慼受、遍受、覺、遍覺，身心壯熱煩惱憂慼受、遍受、覺、遍覺。諸賢，說病苦者，因此故說。

下面從《大般涅槃經》中的醫案來看一下「心」是如何導致軀體疾病，以及禪家又如何透過調「心」治癒疾病的：

王舍城的阿闍世王，生性惡劣，喜歡殺戮，屢犯口業，貪嗔癡的心意十分熾烈。他只見到眼前，看不到未來，專門跟壞人結伴，狼狽為奸，因為貪戀現世的五樂，所以膽敢加害無辜的父王。

他害死父王之後，心生懊悔，才摘掉身上的各項瓔珞，也無心娛樂消遣了。由於內心悔恨交加，他全身長惡瘡。這些惡瘡發出臭味，讓人不敢接近。他暗自思忖：「我的身體正在受到報應，看樣子下地獄的日子不遠矣。」他的母親韋提希夫人用各種藥物替他醫治，不料，反而使瘡疤更加惡化，毫無治癒的徵兆。

阿闍世向母親吐露心聲：「這種惡瘡不是因為四大不協調所產生的身疾，而是來自生命底層的業病，恐怕眾生都不能醫治了。」大臣們聽說國王身上長瘡病倒，都紛紛來探訪。佛經上說，有六位大臣來探病，並以各種方法來醫治國王的心病。

只聽月稱大臣先問說：「大王為何臉上憔悴、沒有笑容，是身痛還是心痛？」國王回答說：「我的身心都在痛，我聽過智者透露，我犯五項逆罪要下地獄了。恐怕沒有醫生能救我，因為我殺害無辜的父王。」月稱說：「誰說犯了五逆罪會下地獄？誰會說下地獄這回事呢？我師父富樓那說過，世上的惡業沒有報應，善業也不會有報應，無所謂上業、下業這回事。不然去問我師父好了。」但是，阿闍世沒有動身。

之後，藏德大臣說話，他是末伽黎拘舍利子的門生。「大王呵，你不必害怕。世上只有兩種法，若依出家法而言，殺死蚊子、螞蟻也有罪，但依王法來說，殺死父親當國王絕不是罪。依照我師父的理念，人身分為地、水、火、風、苦、樂、壽命等七項，縱使這七項有變化，也造不出什麼東西，更不能毀掉什麼。因此，縱使用刀劍砍他，生命也不算被陷害。」藏德大臣竭力誘勸和安慰國王，阿闍世聽了毫不動容。

第三位大臣是實德，拜珊闍耶毗羅胝子為師父。他安慰國王說：「我師父認為先王如果出家被殺害，當然犯罪，他若因為治理朝政被殺就沒有罪業了。人在今世的禍福，不算這輩子的業，只是承受過去的業，父王只不過承受自己過去的業，現在既然無因，將來也沒有果報。」

阿闍世也無意去參訪他的師父。

接著，悉知義大臣發言了，他的師父是阿耆多翅舍欽婆羅。「誰也不曾看過地獄或天堂，事實上只有人類與畜生兩道而已。縱使殺人亦無罪，布施也不會有福樂，我師父常常這樣說。」

迦羅鳩馱迦旃延的門徒吉德大臣開腔了：「是誰提到地獄的事情來眶騙大王？根據家師的觀點，天下蒼生都是自在天造的。只有自在天高興，眾生才會平安，自在天嗔恚，眾生才會苦惱。不論罪與福都是自在天造出來，而人類有什麼罪、福可言呢？」

最後，才輪到無所畏大臣說話：「大王呵，世上哪有什麼殺害的現象存在？雖說殺害等於害命，殊不知命是風氣，因為風氣之性是陷害不了的。家師尼乾陀若提子他說世界既無施予，也無善良，更無今世與後世，也無父母與德者，更無修道可言。所有的人經過八萬劫，就能自行解脫。」

縱使六位臣子紛紛勸說阿闍世，他也不曾去拜訪他們的師父，在這種情況下，耆婆來到王宮問道：「大王不能安眠嗎？」阿闍世說：「耆婆，我現在病情嚴重……所有良醫、妙藥、咒術和善巧方法都醫不好，為什麼呢？因為我的父王是一位法王，用善法治國，無辜被殺害了。我像陸地上的魚，有什麼快樂可言呢？」

實際上，阿闍世的惡瘡是因為心裡悔恨交加，才使全身長瘡，流出膿血。所以，阿闍世自己也很明白，他才向耆婆吐露肺腑的話，自己的病不可能靠醫生、妙藥、咒法或任何妙方醫好。他也清楚惡瘡的根源。

他自白說：「我的父王是法王，用正法治理國政，完全無辜，卻被我殺死」；「我以前聽智者說過，如果身、口、意三業不清淨，一定會下地獄，我現在的情況正是如此。怎麼也不能安眠，現在沒有一位大醫生的法藥能夠醫好我的病痛了。」

聽完國王述說，耆婆先開始讚嘆：「善哉！善哉！大王雖曾犯罪，幸好心有悔意，滿懷慚愧。諸佛常說，有兩法能夠解救眾生的苦惱，一法是慚，另一法是愧。慚是不要自造罪業，愧是不要叫別人犯罪。慚是自覺羞恥，好好反省，愧是將心事吐露給別人，感到愧疚。慚是在人前羞恥，愧是在神前感到難為情。」

「大王呵，請你聽清楚，佛說智者有兩種：一種是諸惡不作，另一種是即使不幸做了也會懺悔。大王雖然造了罪孽，幸好現在會懺悔，起了慚愧心，所以，罪業會消滅，而成為一位智者。若要掩飾罪業，它反而會增大起來，如果坦述出來又有慚愧心，那麼，罪業才會消滅。」

之後，耆婆也竭力說明善心的根本，並說：「大王呵，凡是不信因果，也毫無慚愧，或不信業報，不看現在與將來，不肯親近善友者，都叫作『一闡提』。現在好極了，因為大王肯信因果，也相信業報。因為大王相信業因業果苦悶之餘才會患有惡瘡。眼前大王即使身心得病，也絕不是否定因果的『一闡提』。因為你沒有聽從外道的歪理，而相信業因業果。大王呵，你不必害怕，佛可以救你，也能醫好你的病痛。」

阿闍世王聽了耆婆的話，求於釋尊，釋尊特地為他進入月愛三昧，放出光明。這道光明清涼淨潔，直接照在阿闍世王身上，他的惡瘡痊癒了，苦惱也頓然消失。

如果從現代心理學精神分析的角度看，這個病案中阿闍世王的病根在「潛意識」中，相當於西方所稱的「罪惡感」，所以其他大臣所用的治療辦法（相當於一般心理療法）無效。耆婆使用的「懺悔」方法，有些類似精神分析，能夠直通心靈的深處，使阿闍世王能夠整合自己內心的「陰影」，消除軀體症狀。這是禪家透過調「心」治病的典型案例。

三、小結

禪學經典中喻：「佛為醫師，法為藥方，僧為看護，眾生如病人。」依於此義，禪學可以說是廣義的醫學，是治療人生疾苦的良方。佛陀不僅是善療眾生身體疾病的大醫王，更是擅於對治眾生心理疾病的心理醫師。一般醫生治病靠藥物，禪家醫疾更多靠調「心」，法眼識藥，慈悲醫病，博愛兼濟。禪學不但涵蓋世間的醫理，更重視內心雜念的根除。

一言以蔽之：禪就是一門充滿活力而又獨具智慧的調「心」療癒之學。

Chapter

5

禪在療癒身心中的價值

無病第一利，知足第一富，
善友第一厚，無為第一安。
——《太子瑞應本起經》

心隨萬境轉，轉處實能幽，
隨流認得性，無喜複無憂。
——摩拏羅禪師

近年來，由於科學技術的長足進步，許多人類與自然環境、社會環境以及生理和心理等方面有關的問題，得到了相當程度的解決。然而，問題似乎不僅沒有減少，反而隨著人類物質文明的進步而不斷增多。例如，不管科技如何發達，我們都無法完全控制身體機能。由於無法阻止身體機能漸漸老化，所以肉體生命最終走向死亡、消失也是無可避免的事。換句話說，隨著文明的進步，我們理性方面的能力已隨之進步，但我們的疾病、我們作為「人」的「存在性」痛苦似乎也在發展。

於是，世界各國的有識之士開始從東方智慧中尋找療癒身心之道，並用科學的手段，證明了禪在療癒身心中的價值。不僅許多偉大的宗教家、哲學家，傑出的政治家、科學家、藝術家等，多少都得力於若干禪的功能，禪在維持身心健康和治療疾病中的價值也得到了廣泛的認可。下面將從坐禪和禪學智慧兩方面介紹，禪學方法在療癒身心中的價值。

坐禪的療癒身心價值

夫禪坐之法，若能善用心者，則四百四病自然除。

——天臺智者大師

一、提供身心安全的保障

人們在日常生活中，對於自己身心瞭解的程度是非常有限的，一個人在心理活動方面，每天究竟產生多少念頭波動起伏，固然無暇審察，即使剛剛滑過的一兩分鐘之間，有過什麼樣的念頭。主要的一兩個或許尚有印象，許多微細的、一閃即逝的念頭，就弄不清楚了。情緒也是如此，恐懼的時候，只知道自己非常害怕，甚至出現瀕死感，但到底軀體方面有哪些變化也是描述不清的。生理方面的變化同樣如此，從理論和常識上看，細胞的新陳代謝，生滅不已，你是知道的，但從感覺經驗上說，你是無法知道的。當然，我們也沒有必要將這些問題弄清楚。

但是，處在現代工商業社會中的人們，不論從事經商、技術、服務，還是學問等職業，往往非常忙碌，處處需要運用高度的智慧和強韌的體能。如果沒有敏銳的覺察力，我們就很難發現我們體內存在巨大的漏洞，大量的能量會從這些洞中無謂地漏掉。例如，各種負面情緒和妄念如強烈的欲望、憤恨、焦慮、抑鬱等，可使人體的生理功能失去平衡；我們工作緊張，生活無規律，不斷抽菸飲酒，可使人出現心慌、疲勞、記憶力下降、注意力難以集中等症狀。

世界各大智慧傳統都認為，我們未經訓練的知覺和意識是遲鈍、不完整的，因為它們被不穩定的注意所分割，被布滿陰雲的情緒所遮蔽，被各種欲望所扭曲。

如果我們學會了坐禪的方法並相對規律的進行禪修，我們就可以提高自我覺察的能力，減少那些雜亂及無益的妄念，使身心處於放鬆與冷靜的狀態。當需要用它來解決問題時，便能發揮它的最高效能。禪修者發現透過坐禪，內在和外在的知覺都會變得更靈敏，色彩變得更明亮，內在的世界變得更豐富。早期視知覺敏感性的研究發現，三個月的強化正念訓練可以顯著提高個體的視覺敏感性。經過訓練後，個體不僅可以覺察到持續時間更短的閃光，還可以分辨出間隔時間更短的閃光。這樣，我們就可以增加在社會上生存的安全感，減少意外事故。

在軀體病症方面，身心的勞動或者由於某種外來因素的刺激，不論狂喜、暴怒等，均能使血管收縮、心跳加速、血壓升高、呼吸急促，結果便可能造成腦溢血、失眠、心臟病、消化不良等病症。假如我們學會坐禪，就容易使你的全身各種器官保持相互配合、合作無間的功能狀態，促使交感神經系統和副交感神經系統的協調一致。這樣，我們就可以讓軀體這部機器按照它自身的規律運行，減少患病的可能性。而且，透過坐禪獲得的覺察力，能使我們及時察覺軀體方面出現的輕微不適，起到「既病防變」的作用。

二、促進健康和抗衰老

西方無數的心理學研究發現，經常從事禪修訓練的人比一般人更快樂、更有滿足感，也更健康和長壽。

例如，經常從事禪修的人，憂慮、抑鬱和狂躁等消極情緒都會減少；記憶力增強，反應時間縮短，智力提高；具有更好和更有意義的人際關係。禪修訓練可以降低高血壓、糖尿病等慢性疾病的關鍵指標。還有證據表明，禪修可以有效降低慢性疼痛和癌症等重大疾病的影響，甚至有助於讓人們擺脫對毒品和酗酒的依賴；禪修訓練可以強化免疫系統功能，進而幫助修習者預防感冒、流感和其它疾病。

美國學者舒赫和阿克茨曾對十名曹洞宗的僧侶進行相關研究。結果發現：（1）坐禪過程中，呼吸每分鐘減少二到四次，而不坐禪時又會恢復到原來狀態；（2）呼吸換氣量增大，肺活量擴大；（3）氧氣消耗比一般人減少20%～30%；（4）體內能源消耗減少到原來的80%～85%；（5）呼吸類型要比腹式呼吸慢兩倍；（6）呼吸商數值穩定，無大的變化。兩位學者推測：坐禪使大腦能源消耗減少，自律神經系統功能活躍，皮膚筋骨有鬆弛感。此外，坐禪和催眠有很多相似之處，比如腦電波會緩波化，電流會高電壓化，自律神經系統的興奮狀態被調節，緊張和壓力被抑制，個體有鬆弛解放感，以及大腦處於某種休息狀態等。

奧斯丁對禪定的生理機制以及腦科學機制進行進一步地研究，他在《禪與大腦》一書中，詳細地論述了禪定的基本生理機制。他的研究表明，在禪定修習的時候，人體生理會發生一些改變。如：出現放鬆反應，導致肌肉放鬆；基礎新陳代謝降低；自主神經系統的調節，產生呼吸延緩、心跳變慢，血壓降低，皮膚電阻反應增加；感覺敏感度提升；免疫功能增強。透過對禪定過程中腦電波的研究，奧斯丁發現禪定有利於產生 a 波。人們可以透過將注意力集中於節拍器的聲音，或者視覺刺激而增加 a 波。隨著禪定的進行，漸漸出現平靜的清醒腦波 a 波（8～12Hz），並隨著時間的進展，a 波的振幅變大，頻率減低，並慢慢出現律動性 θ 波（5～7Hz）。

研究還發現，曹洞宗的僧人在行禪的時候，a 波所占據的比重達到了50%。而那些不熟練的修行者在行禪的時候，a 波所占據的比重只有20%。而作為控制組的大學畢業生在他們行走的時候卻沒有產生 a 波。禪定腦波的另一個特徵是：在禪定的時候給予連續的重複聲音刺激（啪嗒聲），正常人的腦波會產生一種警覺反應，導致 a 波的短暫消失，這稱為「a 波阻斷」。如果聲音刺激繼續，大腦便會慢慢地習慣於這種聲音刺激，不再能導致 a 波阻斷，這種現象被稱為「習慣化」。但是，禪僧在禪定時，a 波的阻斷反應便不會產生習慣化，即每一次聲音刺激都能導致同樣的「a 波阻斷」反應。這意味著禪僧在禪定的時候隨時對世界都保持開放，禪僧雖然進入內在專注，但對外界的感受性並未減低，甚至提高。

這些研究結果表明，禪定修習能促使人們達到一種平靜的、放鬆的狀態，而這種平靜、放鬆的狀態有利於人們的身心健康。同時，禪定練習還能增強人們對外界的感受性，關於這一點，其他研究者也得出了相似的結論。Schure 等人的研究發現，禪定的訓練使身體在平衡、力量、柔韌性、感受性、靈活性等方面均能增強。

在抗衰老方面，坐禪也發揮了巨大的作用。二〇一〇年，美國加州大學大衛斯分校和三藩市分校聯合展開一項激動人心的研究，發現禪修能夠增加人體中重要的酶——端粒酶的含量。

近年來，許多研究都將人體的老化過程中的端粒磨損，與身體機能的崩潰聯繫起來。在有瑕疵的細胞分裂中，端粒會變短，而且壓力也會使細胞中的遺傳代碼面臨退化的風險。端粒的健康對我們至關重要，而禪修能夠提高端粒酶的水準，使染色體上的端粒不斷得到補充。這是多麼令人振奮的消息。

此外，加州大學的研究還向前推進了一步，並在研究中顯示，高端粒酶水準能夠激發出個人的幸福感，並提高應對壓力的能力。或許這就是大部分禪師都活得比較健康、長壽、幸福的原因所在。

三、治療疾病

運用坐禪治療疾病在世界各地已有大量報告，無論是心理障礙還是軀體疾病，坐禪均有一定的益處。下面舉幾個坐禪治病的研究。

印度的愛德華七世紀念醫院是一所有名的研究禪與醫學綜合治療的醫院。該院運用禪、瑜伽、醫學相結合的治療進行了九年的臨床實踐。研究的主要內容有坐禪和呼吸訓練，以及在患者身心恢復時進行瑜伽練習，整個治療訓練過程中同時進行醫學治療。治療的疾病包括：潰瘍性大腸炎、高血壓、支氣管氣喘等。治療訓練中要求病人每月至醫院接受治療六次，而禪和瑜伽則一天練習三次。結果發現治療效果良好。另外，還發現對頭痛、頸椎炎症的治療有輔助效果，起到一定的緩解作用。

有一個課題組在進行的治療試驗中集了兩百五十個病例，其中把治療進行到最後的共有一百六十五人。治療方式規定坐禪是必需的，除此之外，還有呼吸的調控和感覺訓練。結果取得療效為一百一十七例（占71%），29%無效。其中無效的情況：治療期間中斷，或治療期間併發了其它病症。

另一個課題組主要研究高血壓，選擇病例四十七人，其中真性高血壓三十二人，腎性高血壓十二人，動脈硬化導致的高血壓三人。結果發現：真性高血壓三十二人中62.5%用禪的治療有效，腎性高血壓十二人中的42%的患者用禪的治療有效，而動脈硬化導致的高血壓三人全部無效。研究者認為：無效的原因是練習不規則或是練習姿勢不正確引起的；還有可能是因為個人的心理差異因素，或因為訓練的時間、藥物的劑量，由於每個人不同而呈現出不同的反應，所以用統一的團體治療就不能達到預期的效果。

美國的布洛斯特和德曼伯，曾報導了用禪的鬆弛療法治療輕度高血壓的病例。患者是一名退役軍人，年齡四十八歲，白人，退役前為空軍飛行員，飛行時間在八千小時以上。於一九八九年開始治療，十年前發現當事人有輕度高血壓，一九八三年為防止惡化而開始禁煙，當事人自我減少飲酒量，大約一週飲酒一到三次。在家族遺傳史方面，父系無問題，母系有心血管疾病史。其本人經過身體檢查後發現，除了輕度的高血壓外沒有其它身體疾病。治療的前兩年即一九八七年起開始從事慢長跑、減肥、節食，體重減輕了十公斤。治療試驗是在日常生活中進行的，由醫生指導在家中坐禪，同時練習瑜伽，但仍然維持慢跑和減肥。禪的課程指導為期六週，一周檢查一次血壓和身體狀況。初診時的血壓為138 / 92mmHg，降壓藥的服用量為50mg ／天。三周後用藥量逐漸減少，六週後停止服用降壓藥，血壓為122 / 86mmHg。根據這個結果，決定繼續訓練三到六個月左右。這期間體重又減輕了兩公斤，血壓調整到122 / 82mmHg。

在美國加州大學大衛斯分校，疼痛管理中心已把深呼吸、瑜伽、坐禪等方法引入到疼痛的治療中，該分校的止痛醫學主任斯科特・費什曼總結說：「學會緩解疼痛造成的恐懼、焦慮和抑鬱，的確能帶來解脫，可能這樣會激發身體的止痛化學物質。」

下面再舉中國古代《生生子醫案》中運用坐禪聯合中藥治病的案例：

崔百原公者，河南人也。年餘四十矣，而為南勳部郎。患右脅痛，右手足筋骨俱痛，艱於舉動者三月，諸醫作偏風治之不效。馳書邑大夫祝公征余治。予至，視其色蒼，其神固，性多躁急。診其脈，左弦數，右滑數。時當仲秋。予曰：此濕痰風熱為痺也。脈之滑為痰，弦為風，數為熱。蓋濕生痰，痰生熱，熱壅經絡，傷其營衛，變為風也。公曰：君何以治？予曰：痰生經絡，雖不害事，然非假歲月不能癒也。隨與二陳東加鈎藤、蒼耳子、薏苡仁、紅花、五加皮、秦艽、威靈仙、黃芩、竹瀝、薑汁飲之。數日手足之痛稍減，而脅痛如舊。再加鬱金、川芎、白芥子，痛俱稍安。予以赴漕運李公召而行速，勸公請假緩治，因囑其慎怒、內觀以需藥力。公曰：內觀何為主？予曰：正心。公曰：儒以正心為修身先務，每苦工夫無下手處。予曰：正之為義，一止而已，止於一，則靜定而妄念不生，宋儒所謂主靜。又曰：看喜怒哀樂，未發以前作何氣象。釋氏之止觀，老子之了得一萬事畢。皆此義也，孟子所謂有事勿正、勿忘、勿助長，是其工夫節度也。公曰：吾知止矣。遂上疏請告。予錄前方，畀之北歸，如法調養半年，而病根盡除。

案中的「釋氏之止觀」即是禪家的坐禪；「內觀」不僅儒家重視，也是禪家修習之方法。

四、心理學價值

綜觀現代禪家和心理學家的研究可以發現，坐禪與心理學的聯繫越來越緊密了。例如，目前日本心理學家發明的內觀療法、西方心理學家發明的「正念療法」都來自禪修中的止觀修習。下面結合現代心理學知識，略談坐禪的心理學價值。

（一）改變認知

認知心理學是以資訊加工觀點為核心的心理學，又可稱作資訊加工心理學，包括感知覺、注意、記憶、思維及語言等。在坐禪的過程中，無論是「修止」還是「修觀」，都充分地調動人的感知覺、注意、思維等各項功能。這樣，就能使你有時間觀察念頭、情緒及驅體感覺的變化，進而改變認知，重新評估身體和周圍環境，讓你的生活變得從容。坐禪的這方面作用已得到了各界的認可，並有大量的實驗結果支持。

現代研究發現，禪定修習對認知改變有積極作用。Wenk — Sormaz 的研究表明：禪定能夠導致個體認知上的改變，能夠減少個體的習慣性反應，提高對每一件事物與事實的覺察力。Moore 和 Malinowski 的研究也得出了類似的結論，他們考察了禪定對個體的注意能力與認知彈性的影響。讓實驗組與控制組的被試分別完成 Stroop 干擾實驗任務，結果發現實驗組被試（即參加禪定練習的被試）的成績明顯好於控制組，並得出結論：這意味禪定能夠提高被試的注意能力與認知彈性。

與他們的研究不一樣，Kozhevnikov，LouchakovaJosipovic 和 Motes 用實驗的方法考察禪定對心理意象的影響，透過評估佛教僧人常常出現的超常意象，發現實驗組（參加禪定練習的被試）完成意象作業的成績，明顯高於控制組的被試。之所以出現這樣的結果，原因在於禪定能夠擴展被試的視覺空間加工能力，即同時能獲取更多的資源並加工更多的資源。換句話說，視覺空間加工能力強的被試，在同一段時間之內，能夠從外界獲取更多的視覺資源，同時能夠從記憶經驗中提取更多的視覺資源，並能加工、處理更多的資源。

（二）糾正行為

在坐禪的「修止」過程中，透過專注於某一意象或觀念、專注呼吸等，將「心」安住在視覺意象、聲音意象、呼吸意象、身體意象或心境上，使心神安定，分散的心思專注於禪定意境，進而體驗自己無念無想明鏡般的空寂本性。在「修觀」過程中，透過集中心念想像某一物件，以把握和淨化自心、斷滅煩惱。這樣就能改變對外界刺激、軀體感受、情緒和念頭的反應模式，這與行為主義治療中的兩大原理類似：重新建立「條件反射」和「強化」。如果運用得當，可以用於糾正行為。

根據禪定修習中「修觀」的基本原理，我們臨床常用「想像」來治療兩類問題：

（1）各種變態或不良的行為

「不淨」觀是修禪的重要項目，相當於現代心理學的厭惡療法，可用於糾正各種變態或不良的行為。下面舉一例佛陀用這方法除去愛欲的案例：

有次舉行大法會後，佛陀帶領許多弟子接受波斯匿王的供養，阿難沒跟上，於是就單獨到舍衛城街上乞食。走了很久來到一個部落，缽還是空的，阿難又熱又餓又渴。

剛好前面有一口古井，一位女子正在那兒打水，阿難走到井邊，這名女子抬起頭看見這位出家人，眼前一亮，心中發出讚嘆：「多麼莊嚴的比丘啊！」一念之間，她心裡生起強烈的愛念。

這名女子叫摩登伽女，屬首陀羅種姓。依據印度的傳統，首陀羅種姓的人為四種姓中最下階級賤民，以清掃街路為業，他們既無權誦經、祭祀，不能與四種姓中的其餘三個種姓交往，甚至不可以直接將水、飯食等物親自拿給其它三種姓的人。所以當阿難向摩登伽女要水時，摩登伽女猶豫不決，不敢把水供養給阿難。

阿難知其原因，安慰她道：「佛陀教導四種姓平等，你雖屬首陀羅種姓，但一樣可以供養比丘飯食。」摩登伽女聽後萬分高興，歡歡喜喜地將水倒入阿難缽中，並一直注視著阿難，直到他離開。

摩登伽女回家後，便得了相思病，整日思念阿難，飯食無味，從此失去了人生的樂趣，終日不是憂鬱，就是沉思。眼看著如花一樣的嬌容日見消瘦，她的母親放心不下，再三盤問她究竟有什麼心事折磨她。

摩登伽女最後才告訴母親她的心思，希望母親設法讓她嫁給阿難。母親知道比丘是神聖不可犯的，女兒這種愛戀之心，根本不可能實現。可是女兒死求活求，一心只愛這位比丘。

母親愛女心切，只好硬著頭皮來找阿難，並說：「我的女兒對你一見鍾情，朝思暮想，我願將女兒許配給你為妻。」阿難說：「我所持的戒律不可以娶妻。」摩登伽女的母親哀求阿難說：「你若不娶我女兒，她便會自殺，懇請你救我女兒一命。」

阿難十分為難地說：「我隨佛出家，身為比丘，不可結婚生子。」

摩登伽女的母親回來後，將情況如實向摩登伽女說明，並勸女兒死了這條心。可摩登伽女不甘心，哭著對母親說：「我若不能成為阿難的妻子，便會死去。母親有大神力，可以救我。」母親答道：「天下之道力，無有人能勝過佛與阿羅漢。」

摩登伽女說：「母親可以念符咒使阿難迷惑，天黑後不許他出門，然後我們便可以成為夫妻了。」

摩登伽女的母親無奈之下，當阿難再次來到她家門口托缽化緣時，她便用邪術使阿難迷迷糊糊，身不由己地進入摩登伽女的家，摩登伽女大喜，把自己打扮得如花似玉，來誘惑阿難。

阿難心知不妙，不肯依從。

摩登伽女的母親大怒，在門前點燃一把火，拉著阿難的衣服威脅說：「你再不順從，便將你投入大火燒死。」阿難心中有苦難言，悔恨平時不用功，危難之時力不從心。

阿難危難之時，一心念佛，道交感應，佛陀心知阿難受難，趕緊派遣文殊菩薩到摩登伽女家附近去找回阿難，並且叫所有的比丘要全心一意持楞嚴咒。

此時，阿難正在摩登伽女的室內，在即將破戒時，忽然間清醒過來，馬上離開摩登伽女，跑回佛陀的修行地。

摩登伽女見阿難忽然離她而去，心中非常難過，來到寺前等阿難。阿難外出托缽，摩登伽女便傻傻地跟在他後面；阿難嚇得不敢出門，摩登伽女便在門外等候。摩登伽女一日見不到阿難，便無所適從，大哭而歸。

阿難在毫無辦法的情況下，向佛求救。

佛陀問摩登伽女：「你如此苦苦追阿難，為什麼呢？」

摩登伽女回答道：「阿難無妻，而我無夫，我和阿難正好可以結為夫妻，請佛慈悲成全我們的好事。」

佛說：「你真的很愛阿難？」

摩登伽女說：「我真的非常愛他。」

佛說：「阿難沒有頭髮，你若肯剃除秀髮，你和他一樣了，我才可以讓阿難娶你為妻。」

摩登伽女毫不猶豫地答道：「為了阿難，我什麼都可以做。」

佛陀說：「那麼，你回家告訴你母親，剃髮後再回來。」

摩登伽女回家後，請求母親為她剃除秀髮。

摩登伽女的母親非常傷心地說：「女兒的頭髮猶如孔雀羽毛，理應小心保護才對。你美若天仙，國內英俊男子那麼多，我一定能幫妳找一個如意郎君，又何必苦苦的要嫁給一個沙門呢？」

摩登伽女回答說：「我生為阿難的人，死為阿難的鬼。今生我非阿難不嫁。」

摩登伽女的母親一邊流淚，一邊替女兒剃下秀髮。

摩登伽女剃光頭髮後，高高興興地來到佛面前說：「我已落髮，請佛陀履行您的諾言。」

佛陀問摩登伽女：「你愛阿難什麼呢？」

摩登伽女答道：「我愛阿難明亮的眼睛，我愛阿難英俊的鼻子，我愛阿難迷人的耳朵，我愛阿難甜美的聲音，我愛阿難高雅的步伐，我愛阿難的一切。」

佛陀問：「阿難眼中的眼淚不淨，鼻中的痰不淨，口中的唾液不淨，耳中的耳垢不淨，身內的屎尿骯髒不淨。婚後行不淨汙穢，生子後便生老病死等苦，由此觀之，阿難的身體有何值得愛的？」

為了進一步引導摩登伽女領悟不淨觀，佛陀叫人把阿難的洗澡水端出來，問她：「你既然那麼愛阿難，這盆水是阿難的洗澡水，你就將它喝下吧！」

摩登伽女嚇了一跳說：「佛陀，你是大慈悲者，這麼髒的水為何叫我喝呢？」

佛說：「每個人的身體原本就是這麼髒的，現在阿難健康時你就已經嫌髒了，那他將來老死敗壞時，你又將作如何想呢？」

摩登伽女聽了佛的話，忽能觀察人身的不淨，再也愛不起來──原來阿難的身體一樣這麼髒，那還有什麼可以愛的？從此，愛念、貪念都消除了，頓然開悟，出了家，證了初果。

我們在臨床應用這一方法時，往往先讓患者想像自己的變態行為發生，並如何在現實生活中進行，當變態行為在想像中達到極點時，立即想像其惡劣的後果，這後果越惡劣越好，從惡劣後果的想像中獲得強烈的厭惡感覺，清除變態行為，這種方法常被稱為「內隱脫敏」。

（2）各種恐懼症

對於社交恐懼，我們可以讓來訪者對經常失敗的情景進行想像訓練，想像自己如何在那種情景下發揮自己的才能，取得成功。這種想像也須力求逼真，而來訪者則在這種逼真的想像中體驗各種情緒。想像要求自己「放縱」，不被習慣性的思維方式所束縛，起到對非理性觀念系統反抗的作用。這種方法常被稱為「模擬想像」。治療其它類型的恐懼症需根據恐懼類型進行相應調整。

下面以日本白隱禪師運用此方法，成功治療大波「怯場」事件來說明此方法的價值：

大波先生是日本的一位相撲高手。從小他就在一位日本相撲高手門下接受良好訓練，加上他天生體格強壯有力，所以在相撲技藝上突飛猛進。

在訓練和練習相撲的時候，他的同學沒有一個是他的對手，只要交手幾個回合就會被他輕易擊敗。最後甚至連他的老師也無法戰勝他。因此，大波成為他們相撲道場的代表，去參加相撲比賽。

大家心懷期待注視著場上的大波，希望大波能凱旋歸來。但結果卻讓大家跌破眼鏡，當無數雙眼睛注視著強壯有力的大波站上土俵後，發現大波連最差的選手都無法戰勝。任何一個選手只要向他一瞪眼，就足夠大波彬彬有禮地輸掉這場比賽。平時練習場上把力量和技巧表現得通暢淋漓的大波，在比賽場上卻像一隻任人擺布的小貓。對手只要一進攻，他就順從地倒在地上；對手只要輕輕一推，他就一個倒栽蔥翻到場外；對手只要一拉，他就跌個狗吃屎。大波的老師和同學們覺得慘不忍睹，羞愧萬分，幾乎要找個洞鑽下去，以逃避這個令人羞愧的現實了。

當大波被淘汰出局，大家以為他身體出了什麼狀況。

「大波，你今天是身體不舒服嗎？」

「對不起！我今天一看見對手就臉紅手軟，覺得會打不贏對手。」

「不會吧！大波，你連老師都能輕易戰勝，老師以前可是相撲的絕頂高手啊！」

「我不知道該怎麼辦！」

「不要緊！大波，這一切會過去的，可能只是今天吧！下次會更好，大波加油！」老師深信這一次只是偶然失敗，並繼續鼓勵大波。

過了不久，大波又參加了幾場相撲比賽，但結果並不如老師預想的那樣。大波在比賽中輸給了任何一個對手。

「大波，你到底是怎麼搞的？」

「對不起！老師，我……」大波在老師面前慚愧得面紅耳赤。

「你平時練習時的力量、技藝和勇氣呢？」

「平時是有啊！可是老師，我一上場就不知道怎麼全沒有了，我覺得在對手面前我就像隻小貓一樣無力，然後臉紅腿軟手抽筋。」

大波的老師和同學都對著大波乾瞪眼，想不到解決辦法。

就這樣，原本被大家看好的大波成了最不被看好的相撲選手，他參加的比賽幾乎是沒有任何懸念的，再差勁的相撲選手也能輕易戰勝他。

可謂逢賽必輸。

大波在生活中也因此變得自卑起來，他心裡想著：我是一個怯場的相撲選手，沒有用了。

這時候，日本著名的佛教禪師——白隱，正好路過大波所在的城市，在城市的一座小廟歇腳，傳說白隱禪師是一位開悟的禪宗大師，據說他具有神奇的力量和智慧。

一天，大波和一位同學喝茶，聊起明天大波又要參加一場相撲比賽，而他正為此愁容滿面。

這時那位同學提起了這位神奇的白隱禪師，建議大波不妨拜訪一下這位禪師，看看大師對於他在比賽中的表現有沒有好建議，或許能夠解決問題。大波接受了這個建議，前往白隱禪師歇腳的寺廟。

大波懷著能得到神助的心情拜訪了白隱禪師，白隱禪師問起他的來由，他說了自己在相撲場上的怯場經歷，問白隱禪師是否有什麼藥方或是能給他力量。

白隱禪師說他雖然沒有神奇的藥方或力量，但有個方法可以教給大波，這個方法一定能讓大波在比賽中戰勝所有對手。

「真的嗎？」

「真的。」

「我們現在來學習這個神奇的方法。」

「好啊！」

「你的名字叫大波嗎？」

「是的！禪師。」

「好，我們就從大波這個名字開始吧！大波，也就是巨大的波濤。」

「是的！」

「今天晚上你留在我的寺廟中過夜，不過你需要把你自己想成是大海的波濤。」

「怎麼說呢？」

「大波，你把你自己想像成大海的狂濤巨浪，而不是一個怯場的相撲選手，你就是海浪本身，想像你就是颱風引起的海浪，並且能夠摧毀所有事物。」

「好！我會去做的。」

「呵呵！這可是個神奇的辦法，你只要一直去做，不久後就會成為日本相撲界最偉大的相撲選手，一掃過去的恥辱。」

大波被這麼一說，充滿了信心：「禪師，我會好好練習這一方法的。」

「好，大波，你好好練習吧！我去休息了，明天聽你的好消息。」

禪師走後，大波在禪房裡坐著，他開始嘗試把自己想像成海浪，起初他還有點靦腆，覺得把自己想像成海浪好像有點難為情。不過他在「神奇的方法」、「不要再給老師丟臉，想獲得比賽勝利」等想法下，慢慢能夠把自己想像成海岸邊的海浪了。

一開始還是輕輕拍岸的海浪，過了一會兒，大波覺得有了某種感應，加把勁，想像颱風襲擊日本島的景象，這時海浪愈來愈大。慢慢地想像中有了大風的聲音，颱風引起的巨浪正衝打著整個島。這時，房間消失了，寺廟也消失了，孕育著無限力量的滔天巨浪似乎摧毀一切。這時大波已經忘記自己身在何處，自己好像成了海浪，體驗著颱風和海浪摧毀一切的感覺。

天亮時，禪師發現大波仍坐在禪房裡，於是過去拍拍大波的肩膀，叫醒了他。

「大波，你昨天晚上將自己想成海浪感覺怎麼樣？」

「謝謝禪師，感覺很好，我想像自己成為襲擊日本島的巨大颱風和海浪，好像能夠摧毀一切似的。」

「好！現在已經沒有什麼能煩惱你了，只要在比賽中把自己想像成海浪，就可以去橫掃一切，戰勝所有對手。」

「謝謝禪師！」

大波告別了白隱禪師，前往相撲比賽場所。所有人看見大波要上場，都笑嘻嘻說，這個手下敗將又來輸比賽了。

大波上場前，回憶昨夜的海浪，將自己想像成能摧毀一切的颱風、巨濤。

當他開始比賽時，他以前練習時的所有力量、技藝、勇氣全部在比賽中發揮出來，大吼一聲，像頭獅子一樣衝向對手，對手還沒反應過來，已經被大波擊倒在地……

從此，大波都能信心百倍的參加比賽，無往不勝，成為日本相撲第一人。

（三）溝通意識與潛意識，根除神經症人格

心理分析學家榮格認為：「心理治療師必須跟從自然發展的腳步，應該致力於激發隱藏在病人身上的潛能，而不是一個勁地向病人發問。」他在書中寫道：「讓事情自然而然發生的藝術，無為而為，隨波逐流，是我悟道的關鍵。我們必須有能力讓事情在心靈中自然發生。這個藝術大部分人都不懂。意識永遠都在干擾、糾錯、否定，試圖做點什麼，從不肯讓心靈安靜下來。」「讓心靈安靜下來」這一目的正是坐禪「修止」的效果所在。

在「心靈安靜下來」之後，榮格採用「積極想像」來溝通「意識」與「潛意識」，他寫道：「就像發生在兩個平等的人之間的對話，每一方都給予另一方信任，以便來一場有效的討論。雙方都認為，透過充分比較和討論來調和觀點的衝突是有必要的，將自己與對方清楚地區分開來也是有必要的。」這個過程正是發生在坐禪的「修觀」中的現象。

可以看出，坐禪的「止觀」修習類似榮格的心理分析過程，能夠直接打開橫亙在意識與潛意識之間的那扇封鎖的門，直接進入潛意識的黑匣子，搜索其中深層的創傷、壓抑、欲望以及久遠的記憶，直接曝光意識想隱藏、想偽裝的事情，直接與潛意識對話，直接給潛意識輸入新的指令。這樣，意識與潛意識就能得到溝通，人格能得到完善。用佛洛伊德的理論描述就是：「超我」與「本我」的矛盾得到緩解，用榮格的理論描述就是「陰影」得到了整合。如此，神經症人格就不復存在了。

禪學智慧的療癒身心價值

我們自身所擁有的天然治癒能力，是所有幫助我們康復的手段中最強而有力的。

——希波克拉底

聖人求心不求佛，愚人求佛不求心，智人調心不調身，愚人調身不調心。

——《頓悟入道要門論》

無論是禪學中的守戒、禪定，還是頓悟，最終目的都是獲得智慧，這種智慧在療癒身心中非常有價值。正如日本著名的禪學家鈴木大拙所說：「禪是從束縛到自由的道路，禪解放我們的自然能力，禪使我們免於瘋狂或頹廢，禪促使我們表現出對幸福和愛的追求能力。」他透過對精神分析學說與禪宗的比較，認為在拯救心靈創傷、尋求人生諸多答案、充分把握世界、超越自我邁向心身健康之路等方面，坐禪有獨特的效果。他說，頓悟之後，「你的精神活動都將以一種新的格調來活動，它將使你體驗到前所未有的滿足、和平、歡樂，生命的樣子改變了。當你心中充滿愉悅的時候，春天的花兒顯得更美，山間的溪水愈加清澈。」

下面從現代心理學中的禪學智慧，及禪學智慧的療癒作用兩方面來介紹。

一、現代心理學中的禪學智慧

西方著名的分析心理學家榮格，非常推崇禪學中的哲學和心理學智慧，下面略舉幾點：

（1）他所提出的「個人潛意識」與「集體潛意識」與禪學八識中的第七識末那識、第八識阿賴耶識頗為相近。

（2）他非常重視整體性，在書中寫道：「人們對待無意識意象要有很強的責任感。不能理解它們，或者逃避其中的倫理責任，就會令他喪失整體性，他的生命會被痛苦地撕成碎片。」這與禪家所說的「正業」和「正定」又是何其相似。

（3）榮格提出的曼荼羅源於藏傳佛教。

（4）「自性」是榮格理論的核心內容之一，他說：「自性就是方向和意義的原則和原型。自性中蘊含著療癒功能。對我來說，這個洞見為我找到了通往中心（因此通往目的地）的道路。」這「自性」與禪學中的「佛性」、「空性」是何其接近。

後世的西方心理學大師佛洛姆、馬斯洛等，更是清楚地認識到，禪學思想對心靈認識的深刻、修心技術的完善，並因此受到不同方面的啟發，以至於禪學思想精華被西方心理學界，普遍認為是一種心理學。正如佛洛姆所說：「如果把佛洛伊德的變無意識為意識原則推到最後，我們就接近於開悟的概念了。」

現代心理治療技術也有與禪學修持方法相似之處。如「理性情緒療法」與禪修中的「雙思惟法」、「轉移法」與禪修中的「觀息法」、「宣洩法」與禪修中的「懺悔法」是非常相近的。

日本池見酉次在《自我分析》中說：「如果大聲反覆地朗誦祈禱的文句和佛經等，可以將長久積鬱於心，即刻就要爆發的怒火、怨氣以及其他激烈的情緒和感情，以平安的方式發散出去，起到淨化心靈的巨大作用。」

日本心理學家森田正馬博士創立的森田療法中「順應自然」、「為所當為」的治療理念，以及西方心理學家發明的「接受與實現療法」與禪學智慧中的「平常心是道」是何其相近。

二、禪學智慧的療癒作用

（一）糾正認知和行為

禪家認為，痛苦根源於「追求錯誤的東西」。愛比克泰德也提出：「擾亂人們的不是客觀事情，而是人們對客觀事情的見解。」因此，對疾病和苦痛，尤其是「心」病，我們往往會在療癒過程中向來訪者／病人講解「苦」、「無我」、「無常」等禪學理念，使其樹立「正見」，而袪除「邪見」、「妄見」。這種方法有些類似於現代臨床心理學中的認知治療，恰當運用可以糾正歪曲的、不合理的、消極的信念或思想。隨著不合理認知的矯正，來訪者／病人的情感和行為也會得到相應的改變。《名醫類案》中禪師治療酈子元的醫案，即是典型的認知行為治療案例：

鄺子元由翰林補外十餘年矣，不得賜還，嘗侘傺無聊，遂成心疾。每疾作，輒昏瞶如夢，或發譫語，有時不作，無異平時。或曰：「真空寺有老僧，不用符藥，能治心疾。」往叩之，老僧曰：「相公貴恙，起於煩惱，生於妄想。夫妄想之來，其幾有三，或追憶數十年前榮辱恩仇，悲歡離合，及種種閒情，此是過去妄想也。或事到跟前，可以順應，即乃畏首畏尾，三番四複，猶豫不決，此是見在妄想也。或期望日後富貴榮華，皆如所原，或期功成名遂，告老歸田，或期望于孫登榮，以繼書香，與夫不可必成、不可必得之事，此是未來妄想也。三者妄想，忽然而生，忽然而滅，禪家謂之幻心。能昭見其妄，而斬斷念頭，禪家謂之覺心。」故曰：「不患念起，惟患覺遲。此心若同太虛，煩惱何處安腳？」又曰：「相公貴恙，亦原於水火不交，何以故？凡溺愛治容而作色荒，禪家謂之外感之欲，夜深枕上思得治容，或成宵寐之變，禪家謂之內生之欲。二者之欲，綢繆染著，皆消耗元精。若能離之，則腎水滋生，可以上交於心。至若思索文字，忘其寢食，禪家謂之理障，經綸職業，不告劬勞，禪家謂之事障。二者之障，雖非人欲，亦損性靈。若能遺之，則心火不致上炎，可以下交於腎。故曰：『塵本相緣，根無所偶，返流全一，六欲不行』。」又曰：「『苦海無邊，回頭是岸』。子元如其言，乃獨處一室，掃空萬緣，靜坐月餘，心疾如失。」

案中的禪師用禪學之理分析了過去、現在、將來三種妄念，讓其覺知到自己的不良認知，然後提出：「不患念起，惟患覺遲」，使其能平心靜氣地重新調理生活，改變行為，治癒疾病。

正所謂：「不怕念起，只怕覺遲，念起即覺，覺之即消。」

（二）促進內省

禪家認為：世界萬有（一切事物和思維概念）都是生滅變化無常的，即「諸行無常」；世界上一切事物（包括我們的身體）都沒有獨立的、實在的自體，一切法都由種種因緣和合而生，不斷變遷，沒有恆常的主宰者，即「諸法無我」。故《心經》提出：「色即是空，空即是色，色不異空，空不異色」，「受、想、行、識，亦複如是。」

因此，追求外在的東西、永生不死都是達不到的，只有放棄「法執」和「我執」，追求內在的「佛性」、「自性」、「真我」才是解脫之道。也就是說，想要幸福、平安的生活，我們必須內省。正所謂：「自結玄關自活埋，自吾閉也自吾開；一拳打破玄關竅，放出從前者漢來。」下面這則故事即反映了這一思想：

有位禪師，每天早晨都在花園徘徊不去，弟子們好奇地詢問：「大師，您究竟在花園中修煉什麼法門？」

禪師都沒有回答這問題。有一天禪師終於開口：「我只是仔細地看，然後，我看到玫瑰花綻放了！」

弟子們差點昏倒，異口同聲說：「師父，我們天天都看見玫瑰開花！」

「不！」禪師搖搖頭，然後說：「連我都要小心謹慎地鑒別，到底我是真的看到眼前的玫瑰開花，還是看到我腦子裡的死玫瑰開花。」

綜觀禪門公案可發現，所有得道禪師都把內省法運用得如火純青。類似例子還有「覓罪了不可得」：

有位年過四十的在家居士，沒說自己的名字，向慧可禮拜，問說：「我得了中風的病，一定是罪業深重，請和尚為我懺悔業障。」

慧可說：「把罪找出來我幫你消除。」

居士說：「我怎麼找也找不到罪。」

慧可說：「我已經幫你懺悔業障完畢了，你應當皈依法僧。」

居士說：「今天看到和尚，知道和尚就是僧，可是什麼是佛？什麼是法？」

慧可說：「這個心就是佛，這個心就是法，佛就是法，法就是佛。僧也是，依此類推。」

居士說：「現在我終於明白，罪跟心一樣，不在內、不在外、不在中間，都不可執為實有。」

慧可非常器重這位居士，就為他剃髮，並說：「你真是禪門之寶啊！應當取名僧璨。」

其實不只是「覓罪不可得」，在禪家眼中，我們所能想得出來的一切，都覓之不可得。

此外，禪師的問話技巧，比現代的心理諮商技術更是技高一著，不去問你到底如何痛苦，有什麼原因……而是「直指人心」，讓你當下「見性成佛」。如慧可直白的說：「把罪找出來！」他們都把問題拋回給詢問者，讓他們內省，明白痛苦原來是「自己想出來的」，所以也就無所謂解脫與不解脫了。這是禪師們慣用的解決問題方法，下面再舉一例來說明：

僧人問：「怎麼樣才能解脫？」

石頭希遷說：「誰綁住你了？」

僧人又問：「怎麼樣才能往生淨土？」

石頭希遷說：「誰弄髒了你？」

僧人又問：「怎麼樣才能永離生死，證得涅槃？」

石頭希遷說：「誰拿生死束縛你呢？」

（三）打斷理性思維，培養體驗自由的能力

隨著文明的進步，我們的理性思維愈來愈發達，這有好的一面，如解決自然、環境、社會等方面的問題，理性思維都具有不可比擬的優勢。但是，我們的幸福感並沒有改變，似乎痛苦程度、深度一點都不比古人少。故盧梭提出：「人生而自由，但卻又無時不在枷鎖中。」德國哲學家叔本華在《心裡的觀察》中說得更具體：

空閒不易，因為我們活得愈來愈忙，即使有時間也要裝作很忙碌，以此來安慰自己並對外宣告：「我不無聊。」骨子裡面卻是無聊透頂。

擺脫煩躁的第一步就是給自己一絲喘息的空隙，就像樂章裡必不可少的休止符，調節著整

部樂章的快慢緩急。

空閒不可怕，可怕的是不懂得空閒的重要，還要營造一幅假象來欺騙自己、消磨歲月。為什麼會這樣子呢？原因可能很多，其中的部分原因可能是，我們被自己的理性思維束縛住了，不自由了，喪失了體驗內心深處自由的能力。這是作為「人」必然會遇到的存在主義哲學和心理學困境之一。故林語堂在《論近人情》中所說：「如果我們失掉了思想自由，那還不如匍匐而行，承認兩足走路是一個錯誤，而回返到三萬多年前的原來姿勢。」

為了打斷理性思維，培養體驗自由的能力，歷代禪師創作了比上述促進內省的方法，更進一步、更激烈的措施。如「德山棒」、「臨濟喝」均為此而設。下面以《景德傳燈錄》中的「臨濟三問三遭打」來說明之：

臨濟義玄起初追隨黃檗禪師參學，首座很是欣賞他，就勉勵他直接向黃檗發問。義玄就去見黃檗，問道：「什麼是達摩真正傳來的中國心法？」

黃檗二話不說，舉棒便打。

義玄再問三問，黃檗再打三打，合計三問三打，打得義玄暈頭轉向，搞不懂為什麼問佛法卻會挨揍。心想，大概自己機緣還沒成熟，所以向首座長遠告辭說：「謝謝您鼓勵我向和尚問法，可惜我太愚魯了，被和尚賜了三頓棒子，我打算離開這裡四處行腳，也許有機會。」

首座跑去找黃檗說：「義玄雖然是後生晚輩，資質卻奇特，等他來辭行時，請和尚指示他一條明路。」

第二天，義玄向黃檗辭行，黃檗要他先到大愚處，義玄就先找大愚參學。

大愚問他：「你從哪裡來？」

義玄說：「從黃檗那裡來的。」

大愚問：「黃檗說些什麼？」

義玄說：「黃檗和尚什麼都沒說，我向和尚問佛法真實義，和尚立刻舉棒打我，就這樣連問三次也被連打三次，不知問題出在哪裡？」

大愚說：「你真是笨蛋，黃檗這麼慈悲，你問他什麼是佛法真實義，他就連打你三次，要使你徹底擺脫佛法的陷阱，你居然還不知道問題出在哪裡！」

義玄一聽，盤踞在腦海的疑惑一掃而空，立刻大悟說：「原來黃檗和尚的佛法只有這一點！」

大愚一把抓住義玄說：「你這小鬼，剛才還說自己被黃檗打得東倒西歪，現在又說黃檗的佛法只有這麼一點。你明白什麼道理？快說，快說。」

義玄二話不說，往大愚肋下捶了三拳，大愚放開他，笑說：「跟我無關啊！你想算帳要找的是黃檗，他才是你的老師。」

義玄立刻向大愚辭行，回去見黃檗。

黃檗說：「你回來得未免太快了！」

義玄說：「你們兩位都這麼慈悲，所以兩三下就什麼事都沒了。」

等義玄站在身邊侍候時，黃檗開始勘驗他，問他：「大愚對你說了什麼？」

義玄就把大愚的話講了一遍，黃檗說：「大愚這個老傢伙真是囉嗦，下次見面時，一定好好揍他一頓。」

義玄說：「不必等到下次見面，現在就先揍一頓。」隨後就打了黃檗一掌。

黃檗說：「你這個瘋子敢來捋虎鬚？」

義玄就大喝一聲。

黃檗笑說：「侍者，把這個瘋子帶走。」

案中義玄問佛法真實義，黃檗舉棒便打，目的有兩方面：一是以迅速棒打來打斷義玄的理性思維，製造機會來突破理性思維這個障蔽佛性的精美陷阱；二是棒打即是佛法真實義的全部展現，佛性普遍在任何一機一境中。可惜義玄的理性之牆非常堅固，被打之後並未倒塌。他再問，再被打，第三問，又第三次被打。這樣堅固的性格真像部分心理障礙患者頑固的防禦機制。

這整個過程就像心理治療過程，不管治療師如何努力，來訪者就是沒有領悟。在大愚處，大愚一句「黃檗已經把答案通通告訴你了」，就像一根針刺進被空氣漲滿的氣球，氣球應聲而破。這時義玄開悟了，明白黃檗打他的用意，立刻把黃檗的手法使出來，捶了大愚三拳，表示此事只能去體驗，無法描述。

回到黃檗身邊，義玄又意氣風發地打了黃檗一掌，黃檗也欣然領受。這就是開悟後所獲的智慧。這時他徹底鏟平了權威崇拜，心靈自由了。後來，他說出了「逢佛殺佛，逢祖殺祖，逢羅漢殺羅漢，逢父母殺父母，逢親眷殺親眷，始得解脫，不與物拘，透脫自由」的名言，更顯出禪者以自由為光榮的絕對自由。仰山慧寂禪師也作詩讚賞這種自由：

滔滔不持戒，兀兀不坐禪，

釅茶兩三碗，意在钁頭邊。

意思是：我的心自由自在何必持戒？我的心如若不動何必坐禪？閒來喝兩三碗濃茶吧！大道遍一切處，菩提是菩提，煩惱也是菩提，即使扛起鋤頭下田去，也充滿道的情趣。

這種自由得到了大量哲學家和心理學家的贊同，例如，亞里斯多德提出：「幸福好像就等同於閒暇」；狄奧根尼告訴我們：「蘇格拉底珍視閒暇甚至一切。」佛洛伊德將精神分析治療的療癒等同於自由；施尼茨勒認為，自由意志不只是道德的基礎，也是倫理的基礎。

在現代機械化的文明中，受「意志權力」所強加的「權威要求」的影響，我們的創造性和藝術性，幾乎被那些常規的時間記錄鐘和沒完沒了的世俗事物所毀滅，利用禪學智慧打斷理性思維、培養體驗自由的能力顯得尤為重要。

（四）了悟「空性」，擺脫不安全感

已故德國存在主義哲學家海德格爾提出：「人是向死的存在」。也就是說，只要有生，就一定有死。因此，各種恐懼、焦慮、擔心等「不安全感」就必然會隨之而來。就臨床所見，健康焦慮、死亡恐懼、疑病、入睡困難，甚至工作狂、強迫性心理障礙、肥胖症等都與深層次的「不安全感」有關。就算平常健康者，當軀體出現不適時，這種感覺也會立馬出現，只是程度輕重不同而已。正如許添盛醫生提出：「肥胖者不斷累積能量或進食，主要是為了增加存在的安全感，或對生命的掌控。減重不是單純的飲食習慣和熱量控制問題，這些外在行為都只是因應心靈的渴求。所以，瞭解你所渴求的，試圖以內在的方式解除自己的不安全，或達到你期待的目標，別讓身體獨力去面對這些問題，體重才可能成功下降。」

佛陀提出：「見空性者，死神難覓。」為我們指明了擺脫不安全感的方向。

在禪學中，「空性」意思是：雖然事物並不是天生具有某種特質，但也不是天生就不具有那些特質，這使得事物具有成為任何東西的可能性——事物並不是那個樣子，但也不是「不是那個樣子」。也就是說，空性是離於二元判斷，沒有任何限制，也沒有否定任何東西的存在。從這種角度說，「人」既沒有生，也沒有死，是超越生死的存在。用現代化學的創始人安托．拉瓦錫的話說就是「沒有東西消失，一切只是轉化而已。」下面靈雲志勤禪師所言也是此意：

僧人問：「如何得出離生老病死？」

靈雲志勤禪師說：「青山元不動，白雲任去來。」

另外，「空性」也指禪學中的「因緣和合」理念。就我們「人」而言，它是由色蘊、受蘊、想蘊、行蘊和識蘊組成的暫時集合體，正如梁、椽、磚、瓦組成房子，離開梁、椽、磚、瓦也就沒有房子一樣，離開「五蘊」也就沒有「人」的存在。或者說，「人」僅僅肇因於地、水、火、風四大元素的暫時集合體罷了，這四大元素被假名為「人」。死神是無法追蹤與找到「人」的，只可能追蹤到分崩離析的地、水、火、風四大元素。

了悟「空性」，也就明白了身與心的現象都是「無常」的（諸行無常），沒有一個固定的「我」存在，「人」只是一種假名（諸法無我）。這樣，我們就無須武裝自己或者為了安全而攀附任何東西，也不需要害怕被挑戰，因為沒有任何堅實的東西在挑戰。就像天空容納著雲一般，我們只是單純地「在」，接納生命所帶來的一切，不受任何恐懼和偏見的束縛。正如十九世紀的C．伯納德所說：「生命、死亡、健康和疾病，這些詞都沒有客觀實在性。」下面這則公案也展現了這一意思：

葉縣歸省去將息寮探望生病的僧人，病僧乘機問：「和尚！如果四大本性空寂，為什麼我還會生病呢？」

歸省說：「病就從你想問這個問題而來。」

病僧聽了，有幾分被打動，忍不住喘氣，一會兒又問：「如果連問都不想問呢？」

歸省說：「那就可以放下不管，永遠安住於空性。」

病僧驚喜地喊了一聲：「啊！」就過世了。

這位一悟就死的病僧，給了我們一個很好的啟示：完全了悟「空性」，就沒有執著，也就沒有死亡恐懼，隨時可以自由來去了。下面舉拉姆．達斯和保羅．高曼合著的《如何助人》裡的故事來說明瞭悟「空性」對擺脫不安全感的意義：

現在關於犯罪以及如何對付犯罪，有兩種理論。反犯罪行家說：「你必須像犯人一樣思考。」還有一些員警知道，結果他們自己也產生某種犯罪心態。

我處理犯罪的方式實在很不同。我是一個和平警官。我看到的人本質上是純真的，本性是善良的……

現在，有趣的是，這個方式是如何起作用的。

我逮捕過一名非常憤怒的男子，他將我當成他的仇恨對象。當我必須把他送上囚車時，他向我臉上吐唾沫，他還想拿椅子扔我。我們給他戴上手銬，把他丟入囚車中。一路上，我只能對他的粗暴視若無睹，我一再對自己說：「這傢伙是我的親兄弟。」到警局後，我很感動，不由自主地說：「如果我有什麼地方得罪你，我向你道歉。」囚車司機呆呆地看著我，以為我瘋了。

第二天，我把他從拘留他一夜的地方押往刑事法庭。當我去接他時，心想：「哦，如果你相信此種想法，就別給他上手銬。」所以我沒有給他上手銬。我們到了走廊中間的一個地方，他完全可以襲擊我，如果他有意這樣做的話。他突然停住了腳步，於是我也停了下來，他說：「你知道，我想過了你昨天說的話，我想跟你道歉。」我對此只是覺得深深的感動。

翻看他在警局的前科檔案，得知他在幾個惡劣的監獄中待了很長時間，且和一些兇悍的警衛發生過衝突。我的行為對他來說代表某種東西，我相信已看到情況出現轉機，且還產生某種治癒作用。

如果我們了悟「空性」，做到了不認同身分，就可以恭敬地關心自己和他人，而且不再受拘於恐懼和「小我」意識的妄想。

（五）培育正念，不可勉力而為

正念是禪學中的重要內容，在古印度的巴利文裡是Sati，在英語裡是mindfulness，目前這是個很時髦的詞，具有覺知和觀察的含義。世界上許多禪學家和心理學家合作，透過對《無我經》、《四念處經》等進行深入研究，開發出許多以正念為基礎的心理療法，如辯證行為療法、接受與實現療法、內觀認知療法、聚焦體驗療法等。下面借龐蘊居士所作的偈「一切盡歸如」來解釋一下「正念」的意思：

一切盡歸如

見時如不見，聞時如不聞，

喜時如不喜，嗔時如不嗔，

一切盡歸如，自然無我人。

此偈意思是：看見事物時好像沒有看見，聽到聲音時好像沒有聽到，歡喜的時候好像沒有歡喜，生氣的時候好像沒有生氣，因為只是接受與表達本來面目，當然沒有自我、沒有物件，只是純然讓事情發生。

「見時如不見，聞時如不聞」，重點在於見到了，也聽到了，只是所見所聞是百分之百傳真，沒有受到語言的汙染、概念的投射、偏見的扭曲。簡單地說，就是「如其所是」的看和聽，不加入任何的主觀判斷。同樣的，如果能如實地接納自己，不管歡喜或悲傷，都只是自性、本我的不同表現形式，猶如冰與蒸汽都只是水的不同形態而已，並且是無常的。那麼，無論或喜或嗔，都只是去感受，但不要去反應即可。簡單地說，龐蘊居士想要告訴我們，要消除「二元對立」、「主客分別」，以事物本來面目來看問題，也要以自己的本來面目來接納自己。這就是一切盡歸如的「如」，也是「正念」的精髓所在。

禪學經典中曾用母雞孵蛋育小雞，來說明「正念」的重要意義：母雞下了大約十到十二個蛋，牠必須隨時照料，注意冷暖。但是母雞並不會這樣想：今天、明天或是後天應該用口啄破蛋殼，或者用爪子啄破蛋殼，使小雞安穩的出生。它並沒有這樣想，它也不希望、也不能夠用口啄破蛋殼幫助小雞出生。母雞所需要做的只是不斷地保持耐心孵蛋，隨時關心愛護，那麼這些小雞才能自然、安穩地出生。

這個比喻提示，「正念」包含隨順自然、不可勉力而為之的意思，否則就容易弄巧成拙。正如安瓦里在《蘇哈里》中所說：

如果你失去一個世界，
不要為此悲傷，因為這是微不足道的；
如果你得到一個世界，
不要為此高興，因為這是微不足道的；
苦樂得失都會過去，
都會離開這個世界，因為這都是微不足道的。

下面這則故事也表達了這一思想：

從前，有位國王有三個兒子。大兒子英俊瀟灑，而且很受他人愛戴。當他二十一歲時，國王在城中建造了一座宮殿，讓他居住。二兒子非常聰明，也很受國人愛戴。當他二十一歲時，國王也為他建造了一座宮殿。三兒子既不英俊也不聰明，對人不友好，也不受人愛戴。當他二十一歲時，國王的謀士們說：「城中已經沒有建造宮殿的土地。請在城外為王子選一個地方吧。你可以將它建造得非常堅固，並派遣你的侍衛前往守護，防備城外暴民攻擊。」國王接受了謀士們的建議，在城外為小王子建造了這樣一座宮殿，並派遣了士兵前去守衛。

一年以後，小王子給父親捎來口信：「我不能住在這裡，周圍的暴民非常兇悍。」謀士們說：「再建造一座更大更堅固的宮殿，選擇距離城市和暴民有二十英里的地方。派遣更多士兵，這樣可以有效預防路過遊牧部落的攻擊。」於是，國王又建造了這樣一座宮殿，並派遣了一百名士兵前去守衛。

一年以後，王子再次捎來口信：「我不能住在這裡，周圍的部落非常兇悍。」謀士們說：「在一百英里以外建造一座城堡，一座能容納五百名士兵的城堡，而且足夠堅固可以抵抗邊境地區居民的攻擊。」於是，國王又建造了這樣一座城堡，並派遣了五百名士兵前去守衛。

然而，一年以後，王子又捎來口信：「父王，周圍居民的進攻非常兇猛，他們已經進攻了兩次，如果他們再次進攻，恐怕我和你的那些士兵都將性命不保。」

國王對謀士們說：「讓他回家吧，他可以和我一起住在王宮裡。現在，我已經明白，雖然我愛自己的兒子，但不能傾全國之力讓他遠離困境。」

這則故事提示我們：從長遠來看，與我們的困難一起生活，比投入大量資源控制和壓制它們要容易得多。

（六）培育慈心，增強共情和愛的能力，促進健康

經濟學之父亞當・史密斯在《國富論》開篇提出：「人類或許真的非常自私。儘管如此，他的天性裡明顯還存在另一種特質，讓他去關注他人的命運，甚至為別人的幸福感到滿足——哪怕自己除了觀者的快感一無所得。」史密斯之言說明了，「良心」、「道德」等愛人的能力是根植於人性的。放眼整個生物界，不僅人如此，許多動物也是如此。例如：

二十世紀六〇年代，美國心理學家報告了一項研究結果，如果恒河猴發現自己拉繩子得到食物會以同伴遭受電擊作為代價，它們就會住手。在實驗中，猴子的做法比大鼠還要極端，大鼠停手是暫時的，而因目睹自己的動作給同伴帶來的遭遇後，一隻恒河猴五天沒有拉繩子，另一隻足足撐了十二天。這些猴子寧可自己挨餓，也不肯讓同伴吃苦頭。

這項研究說明，猴子具有「共情」和「愛」的能力。另有研究發現，這種能力是具有生物學基礎的，與大腦中的「鏡像神經元」有關。正如下面的研究所揭示：

一九九二年，義大利帕爾馬大學一個研究小組指出，猴子大腦有一種特殊細胞，這種細胞

不僅在猴子自己伸手鉤東西時會活化，當看到其它個體伸手鉤東西也會活化。他們在猴子大腦裡安置上電極，細胞的活化就會被反映在電腦螢幕上。猴子從實驗人員手中拿走花生，神經元會發出一個短促的信號，經放大聽起來像機關槍響。過一會兒，猴子再看實驗人員拿起一顆花生，同樣的細胞就會發出信號。

我們每個人也都具有這種「鏡像神經元」，可是，我們的周圍似乎充滿了衝突、冷漠，甚至暴力，有些人甚至喪失了精神的自覺，體驗不到生命的意義，理解不到生命的尊嚴，意識不到自我是作為「人」的存在，就像是換位思考和更深層次的共情之間永久地喪失了聯繫。換句話說，這些人已經稱不上是真正意義上的「人」了。

值得安慰的是，既然我們本性中存在「共情」和「愛」的種子，那麼這種共情和愛的能力還是可以培養的。

針對這種狀況，禪家提出了「無緣大慈，同體大悲」的大願。「無緣大慈」指的是，雖是無緣眾生，但是也發大慈心，以種種方便令種善根，而救渡之；「同體大悲」指的是，觀一切眾生與自己同一體，視他人的痛苦就是自己的痛苦，而生起拔苦與樂、平等絕對之悲心。用儒家的話說就是，「老吾老以及人之老，幼吾幼以及人之幼」；用平克・佛洛伊德樂隊所唱就是，「我就是你，我眼睛看到的就是我。」

對於如何培育慈心，《清靜道論》中的偈語有云：「以心遍察一切的方向，不見有比自己的可愛；他人都是愛他自己的，愛自己的人不要害他人。」用基督的話講就是「愛人如已」。

現代研究發現，培育慈心有助於改善人際關係、改善自我和諧度和接納度的作用，目前神經科學的研究已證明了慈心對大腦內部協調整合有一定作用。例如：

世界著名的腦科學家理查．大衛森，和他在威斯康辛大學神經科學團隊經過研究發現，透過慈心禪訓練的短期冥想者比一般人的同理心更強。而長期的冥想者，通常經歷了一萬多個小時的訓練；腦部掃描記錄顯示，他們具有更大的幸福感和同理心。科學家針對他們做了一項試驗，將他們置於吵鬧和不舒服的環境中好幾個小時，但是令人吃驚的是，他們的臉上竟然都泛起了微笑，研究者以前從未見過其他人在如此惡劣的環境中有如此反應。

這項研究為透過培育慈心而增強共情和愛的能力，提供了有力的證據。

不僅如此，培育慈心還能夠增強我們的免疫系統，提升健康水準。根據哈佛大學的研究，做善事能夠增加鼻腔和口腔中抵禦病毒的抗體：

研究人員讓學生們觀看特蕾莎修女在印度加爾各答照顧窮人的錄影。即使其中那些最玩世不恭、對修女的慈善工作嗤之以鼻的大學生，也表現出了免疫功能的增強。他們體內一種被稱為T細胞的白血球有所增加，而T細胞與長壽存在著密切的關係。

此外，培育慈心對緩解疼痛也有幫助。《做善事的療效》一書的作者艾倫．盧克斯對三千人進行了有關善行效果的研究，發現善行的作用包括：

（1）減少抑鬱感；

（2）減少敵意和孤獨感；

（3）增加樂觀性；

（4）更有復原力。

哥倫比亞大學羅伯特．瑟曼教授曾用一個有趣且貼切的形容，來描述帶著「慈心」的生活：想像我們在紐約的地鐵裡，外星人出現並擊中了地鐵車廂，車廂裡的人因此要一直待在一起。我們應該怎麼辦？如果有人餓了，我們送上食物。如果有人情緒失控，我們盡量安撫。我們同在一個車廂，所以要和睦相處，互相照顧，並承認我們是緊密聯繫在一起的。

事實的確如此，生活在地球的我們正如待在那個車廂裡一樣，我們永遠在一起，我們的生活是緊密聯繫的，我們沒有理由不帶著「慈心」來生活。

（七）培養「直心」和「平常心」，擺脫過於理想化的道德教育

道德健康是健康的重要組成部分。二〇〇五年薛曉陽教授在《教育研究》發表《道德健康的教育學芻議——兼議心理教育的倫理轉向》一文，指出健康與倫理不可分割，健康問題是人類道德生活保障的結果；純粹的心理健康不是健康，缺少道德的健康更是嚴重的疾病。同時他還認為，道德健康的出現為心理教育的倫理轉向提供了動力，心理教育不僅要關心人的適應能力，更要關心適應過程和方式的倫理性。

在以儒家文化為主導的社會裡，我們從幼稚園就開始進行各式各樣的道德教育，但我們的

道德體系似乎漏洞很多，每天從網路上可以看到關於貪腐、吸毒、賭博、殺人等與道德有關的負面資訊。除社會、管理、政治等方面的原因外，我們認為與道德教育本身的缺陷——過於理想化有關。

賀拉斯提出：「追求美德過了頭，理智的人可成瘋子，正常的人可成癡子。」法國思想家蒙田也提出：「最美麗的人生是以平凡的人性作為楷模，有條有理，不求奇蹟，不思荒誕。」事實的確如此，過於理想化的道德教育，容易賦予自己或別人過分誇大的優良品質，往往把感官享樂視為邪惡，使克制自己的人感到高人一等。但是，這種教育並不能使人在道德上真正高尚起來，理想化的結果必然導致人們對正常需要的壓抑，過分的壓抑使人對自己的情感和欲望缺乏瞭解，誤以為滿腦全是道德文章，而被壓抑的情感和欲望，既然不能透過正常的途徑和方式來滿足，它們就要借助於其它防禦機制，以扭曲和病態的方式表現出來。

根據心理防禦中的「反向形成」原理，如果理想化防禦失敗，就有可能轉變為對自己或別人過分貶低，甚至於否定整個道德追求和道德價值及道德教育的效用。這種人由於體驗不到道德愉快感，容易導致心理障礙和軀體疾病。

其實，道德是由內而發的，正如德國哲學家尼采在《神聖的成長》中所說：

道德，似乎就是讓我們「應該怎麼做」的命令。這種命令的口氣往往會破壞我們的心情，甚至讓我們產生逆反心理。因為它讓我們從頭到腳感受到一種莫名的壓力。

我們的道德觀念是由內而外的，應該是一種自發的「我們想要怎樣做」。

道德教育在這方面的缺陷，我們可以用禪學智慧中的「直心」和「平常心」來克服。《六祖壇經》中說：「一行三昧者，於一切處行住坐臥，常行一直心是也。」維摩居士也提出「直心是道場」，要求我們摘下「面具」，保持「誠實心」，用老子的話表達就是「嬰兒的心」。弘一法師提出：「平生無一事可瞞人，是為大快。一個人一生若能做到無一事可瞞人，行住坐臥自然心安理得，可得大自在。」這種「心」被《超級大腦》的作者迪派克・喬普拉和魯道夫・坦奇排在超級大腦英雄愛因斯坦和佛陀之間。下面用一個禪學故事來說明禪家對「直心」的重視：

有一老宿養了一名童子，並不教他規矩。有一回來了一名行腳僧人，便教童子佛門的禮儀。傍晚老宿從外頭回來，童子現學現賣，對老宿行問訊禮。

老宿真是驚訝極了！知道是行腳僧人教他的，便找行腳僧來對他說：「你到處行腳，參禪訪道，到底學些什麼呀！這童子本來好好的，誰教你還拿這些規矩來教壞他！快快滾吧！」

下著大雨的黃昏，行腳僧被趕出門。

童子原本渾渾沌沌，象徵著維持原有的「直心」，那正是修行人所要追求的未被汙染的本來面目，只是童子自己身懷寶珠而不知。行腳僧教他禮儀規矩，象徵著修行人迷失本心以後，企圖藉由持戒、行善、廣讀經論來尋回「直心」。這種行為類似於我們的理想化道德教育，尼采稱這種行為為「冒牌老師的教誨」，他在《權力意志》中說道：

世間有無數像模像樣的冒牌老師。

他們教會我們無數處世之道。這樣做能占便宜，這樣判斷不會吃虧，與人交往時要這樣，人際關係要那樣拓展，這種事情要如此這般……

請大家仔細想想。冒牌老師的教誨，皆為價值判斷。

看待人與事物的方法全無。

難道我們要在未理解人生本質的情況下，渾渾噩噩地度過一生嗎？

尼采在《快樂的知識》中進一步提出了類似「直心」的行動法則：

世間的常識、道德、規範告訴我們應該做什麼、又必須克制什麼。我們卻因為這些規範而時常對應不應該做某事而感到困惑，最後導致萎靡不振。

我們在實際做事的時候，沒有必要過分在意這些常識和規範。我們應該毫無遲疑地、認真地做自己想做的事情，而將那些阻礙、無用的東西統統拋掉。

因此，不要在意任何事情，而要勇往直前地去行動。

叔本華也贊成這種「直心」，他在《人生的智慧》中提出：

判斷我們到底該做些什麼和不該做些什麼，我們都不應以別人為榜樣，因為各人所處的位置、境況、關係都不相同，各人性格的差異也會使人們對事情的處理沾上不同的色彩。「兩個人做同樣一件事情，但那已經不是同一件事情了。」經過一番深思熟慮以後，我們必須以符合自己性格的方式行事。所以，在處理實際事務時，自己的獨到見解是必不可少的，否則，我們做的事情就會與我們的自身不相吻合。

「平常心」與「直心」類似，指「無造作、無是非、無取捨、無斷常、無凡聖……只如今行住坐臥，應機接物……。」下面舉一則吳山淨端禪師對「直心」、「平常心」的大膽實踐：

有一次，吳山淨端禪師應章丞相的齋請，沒想到章丞相請他吃的是羊肉饅頭，但他也欣然接受，好好享受了羊肉饅頭的美味。事後章丞相說：「您今天真是賺到了一頓美食啊！」吳山淨端回答：「我剛還在想這饅頭真好吃，原來這頭畜生與我有緣啊！」

不僅如此，還有一次章丞相生日時，吳山淨端禪師送了一隻白狗當賀禮，用作冬令進補的香肉用，並寫了一首小豔詩：「山中無羊犬當羊，頭無雙角尾巴長，非但補勞並益髓，夜間別有好思量！」

從心理衛生角度說，吳山淨端禪師的行為無可非議，只要不違法和不妨礙別人，每個人都有追求愉快的權利，這種行為比我們現在的偽君子強多了。

Chapter

6

正念禪修及其在減壓和療癒疾病中的應用

你無法阻擋浪潮，
但你可以學習衝浪。
——傑克・康菲爾德

光明正大地享受自己的存在，
這是神聖一般的絕對完美。
——蒙田

美玉藏頑石，蓮花出淤泥；
需知煩惱處，悟得即菩提。
——雲門宗某一禪師

「正念」一詞源於佛教冥想，是對當下所發生一切的全部覺察，不進行任何判斷取捨，它適用於任何情況。一行禪師提出：「我把正念定義為能幫我們百分之百投入的力量，讓我們感受自己真實存在的力量。」美國喬・卡巴金博士更是明確地將「正念」定義為「一種覺知力」：是透過有目的地將注意力集中於當下，不加評判地，覺知一個又一個瞬間所呈現的體驗而湧現出的一種覺知力。

所謂正念禪修，即指正念的培育，又常稱為「觀禪」、「正念冥想」、「內觀禪修」，目前已廣泛運用於身心的療癒。本章將對正念禪修，及其在減壓和療癒疾病中的應用進行介紹。

壓力和疾病與錯誤思維模式，及應對方法有關

心無掛礙，無掛礙故，無有恐怖。

——《般若波羅蜜多心經》

人類對於外界的探討和征服遠遠超過人類對自身的瞭解。

——朱利安・赫胥黎

一、壓力與錯誤的思維模式，及應對方法的關係

每當你需要面對一項挑戰時，就會促發壓力的產生。可以說，人類是伴隨著壓力進化而來的，如果沒有任何壓力，我們人類可能早就消亡了。但是，在社會高速發展的今天，壓力似乎已是我們這代人的一個詛咒，也成了很多事情的誘因。我們經常說，「我壓力如山大」、「我精疲力竭了」或者「我真的很有壓力」。談到壓力，我們就像是得了一種無法掌控的疾病。

其實，壓力並不是一種病，而是人身體和心理的一種狀態。壓力研究專家 Richard Lazarus 發現，壓力產生於你將遇到的狀況解讀為危險或困難。換句話說就是，壓力是我們對自己不喜

歡的事物所做出的反應，它是一切問題的關鍵所在。例如，你的上司怒斥你的工作報告是多麼糟糕、指責你工作不夠努力時，如果你將此解讀成人身攻擊或有意羞辱，你的身體就會呈現出類似於你將被一頭壯碩的黑熊襲擊時出現的「戰鬥或逃跑反應」：腦中的杏仁核被「點燃」，壓力反應被激起，腎上腺素和皮質醇被大量釋放；隨後，我們就會出現瞳孔放大、呼吸急促、心跳加快、血壓升高、全身冒汗……然而，如果你將這種狀況解讀為「上司今天心情不好」或者「他就這脾氣，對每個人都是這樣，沒什麼大不了的」或者「雖然有點沮喪，但也沒那麼糟，我的報告可能還可以再改進，我再試看看」……你就不太可能促發上述壓力反應。因此，從壓力產生的角度看，對事件的解讀遠比事件本身的實際情況更為關鍵。

當壓力感產生後，就會出現你根本不用思考就自動產生的行為，這種狀況被稱為壓力反應。如果夠幸運，有些壓力反應是有幫助的，在這種情況下，壓力感會慢慢地自動消失。但是，更多的時候，人的壓力反應是不健康的。例如，當你在感到壓力時喝咖啡、飲酒或抽菸，並發現咖啡、酒、煙能幫助你很好地完成工作，你就會認為喝咖啡、飲酒或抽菸能應對壓力。其實，咖啡因在某種程度上是一種興奮劑、酒精是鎮靜劑、煙草中的尼古丁是抗焦慮劑，你用得愈多、愈久，就愈有可能會陷入壓力——喝咖啡、飲酒或抽菸——壓力的惡性循環中。正如詩人魯米所說：「這是短暫收成的時刻，我們收割完成後，很快又會長出東西。」

除此之外，壓力的無效應對方法還有：逃避或躲避；打架、吵架，把情緒發洩在親近的人身上；暴飲暴食或絕食。

二、負面情緒、消極想法與錯誤的思維模式及應對方法的關係

負面情緒、消極想法與錯誤的思維模式及應對方法之間的關係，比較容易理解。

下表是情緒障礙患者中常見的思維模式（認知曲解），這些曲解是患者痛苦的真正原因。

常見的認知曲解

曲解的認知	解釋和舉例
全或無	看事情非白即黑 （例如：如果成績不夠完美，就認為自己完全失敗）
過度泛化	將一次消極的事件看成是永不停止的事件 （例如：我將永遠不幸運）
跳躍性地下結論	讀心術：武斷地認為別人正在消極地看待你，並且你也不想去核查一下算命者的錯誤；你預想事情將變得糟糕，你確信你的預言已經確定是事實（自我實現預言）
取消積極方面的資格	你因為其他的某些原因，堅持它們無用而否定一些積極的體驗，這樣你堅持消極的信念和你每天的體驗相矛盾

曲解的認知	解釋和舉例
以偏概全	你集中於某個單一的消極細節並且完全地躊躇於其中，以至你所有的視線都變得黑暗，就像一滴墨水弄髒了一大杯水
人格牽連	你認為自己是一些消極事件的原因，但事實上你並不需要負首要責任（例如：都是因為我，使事情變得這麼糟糕，老闆肯定很討厭我）
情緒化推理	你假設你的消極情緒肯定地反映了事實：「我感覺到了，因此它肯定是真的」
貼標籤和貼錯標籤	這是一種過度泛化的極端形式。你給自己貼上了一個消極的標籤：「我是一個失敗者」，而不是描述自己的錯誤行為。或者當他人的錯誤行為惹惱了你，你就給他們貼上了消極標籤。貼錯標籤指高度扭曲和滿載情緒地描述某件事情
「應該」、「必須」陳述	傾向於用「應該」、「不應該」、「必須」的陳述方式來描述任何事情，倘若事情不如意即會產生挫敗、生氣、憤恨和不安等負性情緒
擴大化（災難化）或者縮小化	你誇大事件的重要性（例如你的錯誤或者其他人的成就），或者你不恰當地縮小事情直到他們看起來微小了（你自己合意的品質或者其他人的缺陷），這些也叫做雙眼詭計

在錯誤的思維模式作用下，錯誤的應對方式自然就會產生，其中最主要的是形成習慣性逃避或壓制，即想要讓消極和令人焦慮的思想、情緒和感覺不出現。但是，儘管這些方法會使我們開心點，但往往只是暫時的，我們發現：習慣性逃避不僅不能降低或消除負面情緒，反而會助長情緒的火焰，愈是要逃離，愈是會讓它們變得強大。同樣地，愈是想壓制住傷心的想法，愈是不去想一些令我們傷心的事，而那些事愈會源源不斷地冒出來。

例如，你第一次感到抑鬱時，會產生一些消極的想法、負面的情緒，會變得無精打采。這些負面的體驗出現時，你的大腦會把這些想法、感覺和軀體上的感知結合在一起，即使在你感覺好一些之後，這些潛在的聯繫依然存在，只是它們靜靜地躺在大腦某處休眠。然而，當你再次感到一點點悲傷的時候，你就會自動地開始想「這種感覺又回來了」、「為什麼我總是這麼倒楣呢」、「我要完蛋了」……這些消極的自動思維又會觸動消極情緒，導致身體的狀況處於低沉狀態，而這些狀態又會引發更消極的思考，形成螺旋式向下的惡性循環。

焦慮、恐懼等情緒亦是如此，它們是一種對焦慮的焦慮、對恐懼的恐懼。如果極力避開或壓制焦慮和恐懼等念頭、情緒和感覺，它們就會愈來愈強大，出現的頻率也會愈來愈頻繁。正如一間房間正在進水，如果你為了讓水不流出來而在外面把門關上，水進得愈多，你在外面就必須用更大的力氣才能保證門一直關著不被水頂開，直到最後你撐不住了，門碰的一下打開了，水瞬間大量湧出。

三、軀體疾病與錯誤的思維模式及應對方法的關係

從身心靈的角度看，軀體疾病或者說不舒適感的出現，其實並非僅僅是軀體問題，同時也是個精神、心靈問題。也就是說，思想和軀體不是分離的、二元的，而是一個整體，是一元的。我們在前面幾章已詳細論述了情緒和潛意識都可以導致軀體疾病，調「心」可以治療軀體疾病。因此，從發病學的角度說，軀體疾病可能只是我們生命過程中，積存的各種問題的一種最表像的反映，與錯誤的思維模式是密切相關的。

另外，軀體疾病的發生，還與我們不承認自己作為「人」的局限性，這種錯誤的思維模式以及由此產生的應對方法有關。在這個星球上，我們作為「人」的時間和能量其實都非常有限。如果在生活中不停地做加法，不斷地承擔各式各樣的工作和責任，不斷地透支生命，那麼，終有一天，你會感到筋疲力盡，軀體出現「狀況」。這種情況有如被困在屋裡的蜜蜂，它看到窗戶外面的亮光，就以為可以憑藉自己的努力穿過關著的窗戶。如果蜜蜂能看到自己的局限性，那麼它就不會這樣做，不會不斷地撞擊窗戶，直至撞死。德國哲學家叔本華也反對這種濫用精力現象，他在《人世的命運》中提出：

不要濫用生命給予你的精力，因為精力不像海綿裡的水只要擠就還有。

精力就好像一棵樹上的葉子，無論再怎麼生長，無論看起來多麼茂盛，總有掉光的那一天。謹記不要去嘗試做不符合自己年齡段的事情，否則你是透過施加熟石灰和人工加溫的方法，使

自己發芽、抽枝、開花，甚至結果，但很快，你會發現自己這棵樹逐漸走上了凋謝、枯萎，甚至死去的不歸路。這時你會發現，時間的設計是多麼的精妙，它讓你在適合的時間情竇初開，又在你需要獨當一面的時候給你契機，最後在一個合理的日子帶你結束人間一生遊。

再者，軀體病痛的轉歸、預後也與思維模式及應對方法有關係。因為，如果我們與疾病認同，把疾病當成我，也就是把自己定格在疾病上，那麼就會在軀體疾病的基礎上出現哀傷、孤獨、悲慟、焦慮、氣憤等情緒，轉而加重軀體疾病，甚至促發提前死亡。正如第三維也納精神治療學派主將傅朗克，在德國納粹集中營中所發現：「在生死交關的極限境況中，維繫生存的真正要素不是體力上的強弱，而是精神力量的充足與否。身體原來強韌硬朗的獄囚，由於內在精神的頹落消失，無力抵制死神的挑戰。反之，軀體看起來弱不禁風的獄囚，因具高度精神力量，反而能面對死亡勇敢地生存下去。」傅朗克還舉了二戰中的一件軼事，來說明正確思維模式及應對方法的重要性：

有一段時間，他們在巴伐利亞的大森林中興建一座巨大且隱密的軍需工廠，生活艱苦，生命得不到保障。有一天傍晚，他們正捧著湯碗，疲憊萬分地坐在茅舍地地面上休息，這時一個難友衝進屋來，叫大家到集合場上去看夕陽。大夥兒都站到屋外，只見西天一片酡紅，朵朵雲彩變幻著形狀和顏色，整個天空絢爛到了極致，生動萬分。大夥屏息良久，一個難友才慨然嘆道：「這世界怎麼會這麼美呀！」又過了良久，另一個人說道：「朝陽比這還要美許多，我們為什麼不再看看明天的太陽呢？」「對，看看明天的太陽！」眾人一下子又對未來產生了希望。

印度著名的精神導師 Nisargadatta 在晚期遭受喉癌疼痛時，也有一段值得我們深思的論述：

疼痛是身體引起的，而痛苦則是精神引起的。如果沒有精神，那便沒有痛苦。疼痛是人類生存和身體健壯所必需的，但並不一定會導致你的痛苦。痛苦是由於過度的沉溺或抵抗引起的，這也是你不情願繼續前進或調整的一個標誌。聖人的生命中是體會不到痛苦的，所以如果你像聖人那樣去生活，便會遠離痛苦，聖人不想讓事情和其實質有什麼不同；他知道這一點，但他會考慮所有的因素，疾病是難以避免的。他友善地對待難以避免之物，因此，他便不會感覺痛苦。他如此瞭解疼痛，疼痛就傷害不了他。如果可以的話，他會盡力去做需要做的事情，讓消失的平衡感再度浮現，他會讓事情順其自然。

這段精闢的言論告訴我們，每個人的軀體最終都會消亡，我們應該如何去生存和生活呢？是應該有尊嚴和幸福地活著，還是充滿焦慮和壓力，讓自己的精神分裂呢？這依然是思維模式和應對方法的問題。

四、小結與啟示

從廣義上來說，任何問題的產生與解決，都與頭腦中的認知模式以及隨之採用的應對方式有關，壓力和病痛亦是如此。尼采提出：「誰要是不懂得把他的思想擱置起來，那麼就不應該捲入激動的爭吵中。」因此，當我們遇到困難並準備採取進一步行動之前，首先應該做的是檢查自己大腦的認知模式及行為方式。否則就容易陷入下面這則禪學故事中老師的處境：

中國福州某寺廟有位老和尚，他有三位弟子。三個僧徒都到外面行腳修行，現在回來了。一徒在都城習得詩文，一徒從諸長者習得經綸，只有神贊什麼也沒有學到。於是神贊遭到老僧嫌棄，使為雜役。一天，神贊在澡堂幫師父擦背，邊說，「廟雖好，可廟裡的佛不行。」老師回過頭來，神贊又說，「佛雖然不行，可是還有光。」又有一日，老師在窗下默誦經文。一隻野蜂想飛出去，沒頭沒腦地亂撞紙窗。神贊見此情形，便說，「房子這麼大，有門洞開，不從空處出，偏撞紙窗，白費氣力。」並作了一首偈道：「不肯出空門，投窗是大癡；百年鑽故紙，何時才出頭。」於是師父說：「你小子所言，另有一番氣度，一定得逢名師，快快道來。」神贊於是把在百丈和尚門下修行悟道的經歷講了一遍。師父心生慚愧，乞教於神贊，面流喜淚，「老僧到這般年歲才識到禪宗真訣。」

正念禪修的減壓和療癒疾病作用及機制

我的經驗在於那些我願意關注的事物，只有我注意到的東西才能塑造我的想法。

——威廉・詹姆斯

你看到一池水的時候，如果水靜，你就能看到月亮的倒影，如果水動，你看到的月影便破碎散亂。我們的內心也是如此，當心動盪時，便看不到世界的真實面目。

——喬恩・J・穆斯

一、正念禪修的減壓和療癒疾病作用

二〇〇七年，美國國家衛生統計中心發布的調查結果顯示，過去的一年中共有超過兩千萬美國人練習正念。調查人員得知，修習者進行這種練習是為了提高整體健康水準，緩解壓力、焦慮、疼痛、抑鬱和失眠，或者應對心臟病和癌症等慢性病症狀及其帶來的精神壓力。

美國近來的一項調查結果表明，有40%以上的心理健康專家會使用一些正念的治療方法，認為這些方法能促進身體和精神上的康復。例如，在一項開放性研究中，喬・卡巴金博士招募了兩組健康的被試，並教給其中一組被試進行正念覺知練習，主要強調的是呼吸。三個月後，正念覺知組的心理困擾減少了44％，諸如感冒、頭疼等疾病減少了46％，對日常挑戰的壓力反應減少了24％。而另一組沒有變化。

目前比較流行的正念治療方法有：（1）正念減壓療法（MBSR），該療法由正念療法創始人——喬·卡巴金博士及其同事，在美國麻塞諸塞州立大學醫學院的減壓診所裡發展起來，目前已在全世界廣泛應用，主要用於減輕壓力，適用於各種身體狀況，並且科學證據也充足；（2）內觀認知治療（MBCT）：在MBSR的基礎上融入認知治療，已從治療抑鬱症推廣到其它疾病。下面再舉數例關於正念禪修在療癒身心方面的研究報導：

（1）透過對兩百多名慢性疼痛患者採取正念治療方式，結果表明，按照MBSR治療的大部分患者，在身體和心理健康方面都有很大程度的改善。

（2）一項針對焦慮障礙患者的研究表明，透過MBSR治療的患者，其焦慮和抑鬱情緒降低在90％以上。

（3）一項針對牛皮癬患者的研究結果表明，經過正念禪修干預（從一個光盒裡發出的聲音中得到指導）者的康復速度，是沒有得到聲音干預患者的四倍，證明了正念本身具有促進病情癒合的功效。

（4）兩項針對MBCT的研究表明，該療法在預防抑鬱障礙復發方面非常有效，能將復發率下降55％。

二、正念禪修減壓和療癒疾病的機制

至於正念禪修減壓和療癒疾病的機制，用前面幾章的觀點來說，主要是調「心」。具體而論，又有以下方面：

（一）與內在體驗重新建立了聯結

心理學家加里·施瓦茲曾提出健康反饋回路模型，把疾病的根本起源歸結為與想法、感覺和情緒失去聯結，而健康則源於與內在體驗建立聯結。例如，當你遇到交通擁堵的情況時，由於人們不容易意識到壓力對身體和心理的影響，所以你可能注意不到身體上的緊張，急促或不規則的呼吸，或者你正緊緊握住方向盤，你的指關節都變白了。你更不可能注意到其它方面，如心率加快、血壓或體溫升高，以及焦慮和憤怒的潛在影響。

然而，如果你具有正念，就會有良好的覺察能力和應對方式：一旦覺察到了身體上的緊張，你就已經回到了當下這個時刻，你就可以放鬆緊握方向盤的手；一旦你注意到呼吸變得急促而不規則，你就可以透過正念呼吸法來穩定你的呼吸，這也能夠對體內其它的壓力症狀逐漸產生調節作用，包括心率和血壓。

(二)重新認識自己

古希臘時期，宗教聖地德爾菲的阿波羅神殿刻著「認識你自己」幾個字，這也是哲學家蘇格拉底終其一生都在探尋的重要思想。但是，即便在二十一世紀的今天，自我認識和自我反思仍沒有得到足夠的重視。無論是從禪學，還是從存在主義心理學的角度看，「錯誤地認識自己」都是痛苦和疾病的根本原因。

透過正念禪修訓練，以及對生命的深層次反思，你會重新認識自己，重新發現作為「人」的生命意義，如此，我們就活得踏實與安然。就減壓和療癒疾病方面而言，正念禪修可以幫助你正確地看待自己的軀體、情緒、思想等方面。

1. 你不是你的軀體

我們的軀體由幾億個細胞組成，細胞每時每刻都在經歷重構與死亡。細胞由許多物質組成，這些物質又受我們吃的食物種類及所含成分影響，這所有的因素進而影響我們的神經、免疫、內分泌等系統的功能，最後全身上下所有器官都受影響。一切都在這麼自然地發生，不受「你」的左右，即使你的軀體徹底殘廢，你對自己的感覺仍存在於此時此刻。因此，你不是你的軀體。透過正念禪修，你就會覺察到，我們平常習慣性地說「我的身體」、「我的胃」……其實只是「暫時」地「擁有」，被禪家稱為五蘊和合組成的「假我」而已，它絕不是你內在的自己。

2. 你不是你的思想

現代人似乎很喜歡跟著感覺走，正常人如此、患軀體疾病者如此、焦慮症、抑鬱症、強迫症等心理障礙者更是如此，大腦給什麼樣的指令，就怎樣去執行，結果搞得壓力龐大和疲憊不堪。修習正念可以發現，無論花多少時間與精力去冥想，我們的思想一直在變，不聽我們控制，正如《金剛經》中所說：「過去心不可得，現在心不可得，未來心不可得。」因此，你不是你的思想。透過正念禪修，我們可以像觀察漂在水面的落葉或漂在天空中的雲朵一樣，觀察頭腦中的思想，在你與你的思想之間是存在一定空間的。

3. 你不是你的情緒

就像你可以觀察自己的思想一樣，透過正念禪修，你同樣可以觀察自己的情緒。它就像波浪一樣此起彼落，漸漸地來，漸漸地消失。因此，你不是你的情緒。

（三）轉換了應對方式

既然「我」不是軀體、不是情緒、不是思想，那麼我們在遇到軀體病痛以及情緒障礙、思維障礙時，除了找醫生診治外，就沒必要病急亂投醫、病急亂服藥了。正念禪修可以幫助我們實現從行動模式到存在模式的優雅轉換。正念的這種作用主要透過以下方式實現：

1. 培養接納一切和不作評判的態度

通常情況下，無論是現實中遇到的各種關係問題，或是軀體病痛、情緒和思維困擾等內在問題，一經產生，你會很容易被它們侵襲，並在大腦自發的行動模式影響下作出相應的反應，導致情況變得更糟。例如，就慢性疼痛而言，努力去減輕疼痛很有可能不會奏效，就像你努力想放鬆反而會更加緊張一樣。如果以和緩而堅定的態度承認和接納自己的疼痛，你的痛感有可能會逐漸減輕。已有不止一項研究證實，在經過為期八週的正念禪修後，慢性病患者發現自己的痛感得到了明顯的減輕。

對強烈情緒和念頭所造成的痛苦同樣如此，如果我們假裝這種感覺不存在，它的危險就會更大，持續時間就會更久。如果我們採用正念，讓自己接受：此刻，我正在經歷憤怒／焦慮／恐懼，甚至告訴自己說：「現在，我有一種強烈的憤怒感／焦慮感／恐懼感」，那麼這種痛苦感就會減輕並持續短暫。

總之，如果能從對某事，鑽牛角尖的態度脫離出來，並轉變成一種接納一切的態度，你會對真實的現實作出正確評價而不是害怕它可能會是什麼樣子。結果無論發生什麼事情，你都具有更大的復原力來加以調節。

需注意的是，正念所說的接納並不是被動接受無法容忍的東西，它不是放棄，也不是聽天由命或者懦弱無能。而是讓我們的心智和身體達到一種好奇、開放和接受的狀態，讓我們活在當下，不再做無意義的掙扎。也就是說，正念所說的接納是：

（1）鼓勵我們的思想去擁抱真實、深刻的現實認識；
（2）是暫時的停頓、一定時間的包容、順其自然和清晰的認識；
（3）讓我們避免陷入千鈞一髮的艱難境地，不會被迫硬著頭皮做出反應；
（4）賦予我們更多的反應空間和時間，讓我們充分認識面臨的困難，瞭解它們可能造成的所有痛苦，並以最適當的方式做出回應。

2.培養旁觀的能力

前面已經論述，許多時候，痛苦是因為我們把「我」認同為自己的軀體、情緒、思想。如果我們具有正念，就能擴展自己的關注點和觀察範圍，而不再擔心和認同每一個細節，然後在不否定壓力存在的同時擺脫它。因為，當你站在旁觀者的有利位置時，你就不再是一位受害者，你也就有了擺脫壓力的能力。

透過這種方式，我們可以一點一滴地從舊的思維模式（自動思維——對任何壓力源自動做出反應）中解脫出來。這樣，我們就能夠專心旁觀並欣賞每次豐富和複雜的經歷，會開始明白自己要做的正是眼前的事情。久而久之，我們將會慢慢實現從無察覺到覺察狀態的轉換，生活在此時此地之中。

實踐證明，當你在任何一定的時間裡只是旁觀而不是對正在發生的事情做出反應時，你就會延遲對情景的反應，一直到所有的資訊被正確看待為止。很多時候，我們會發現，遇到壓力最聰明的反應就是「按兵不動」。

3. 培養標示的能力

隨著正念禪修的深入進行，你就會非常及時而準確地覺知到軀體出現的感覺、頭腦中出現的念頭和情緒反應，並及時給予標示。例如，當覺知到軀體某處疼痛時，就可以說「痛」或「癢」，當出現負面情緒和不良念頭時也是如此，你可以安靜地給自己的思維和情緒貼上標籤，說「思考」、「計畫」、「擔憂」、「緊張」，研究已證實：標示你的情緒是抵消消極情緒的一種有效方法，標示情緒可以抑制杏仁核（情緒反應中心）的活動。

總之，我們的大腦有自己的思想，我們的身體有自己的需求，只是長期以來被我們忽視了。透過正念禪修，就會慢慢明白，你無法強行控制自己的軀體感受、思想和情緒，而只需旁觀這些心理狀態，像「觀潮」似的看著它們出現、停留、自行消散。當你意識到，你的軀體感受、思想和情緒並非「真實」或者「現實」，就會獲得極大的解放；它們只是生命體的自然活動而已，並不是「你」。如此，就無所謂「壓力」與「病痛」了。

要注意的是，我們已在《與自己和解：用禪的智慧治療神經症》一書中，對正念禪修治療神經症的原理進行了論述（與上述內容互補但不重疊），有興趣的讀者可參閱。

正念禪修的常用方法

用安靜的眼睛看世界。

——霍華德・瑟曼

最好的方法就是迎難而上。

——羅伯特・弗羅斯特

一、正式的正念禪修方法

正式的正念禪修包括「正念四觀」（呼吸正念、身體正念、聲音正念和思維正念、情緒正念）、行走正念、飲食正念，需要系統、規律地訓練。其中又以呼吸正念為基礎和核心，在呼吸正念訓練（每天至少兩次，每次至少十分鐘）純熟之後（一般需要一周以上），可結合身體正念的訓練；在身體正念訓練純熟之後再依次結合聲音正念和思維正念、情緒正念訓練；最後，依據修習者個人情況，把「正念四觀」融會貫通，進行規律修習（每天至少兩次，每次至少二十分鐘）。

行走正念、飲食正念的要求相對寬鬆，開始時可隔天各訓練一次，純熟之後可隨時進行。下面進行分別介紹：

1. 準備工作

找一個安靜、相對隱蔽且可以獨處的地方，穿著盡可能寬鬆而柔軟，讓自己處於一個舒適的姿勢即可練習，例如：

（1）坐在椅子上

①如果你選用的是一把椅子，最好有筆直而結實的靠背（不是扶手椅）。這樣，你坐著時可以不依靠靠背，用脊椎支撐你的身體。

②可以嘗試把幾本雜誌或木板墊在椅子的後腿下面，使椅子稍微向前傾斜，這樣可以幫助你毫不費力而又自然地挺直脊椎。

③把雙腳平放在地板上，雙腿不要交叉，膝蓋張開的角度需要大於九十。這樣可使自己的臀部略高於膝蓋。

④把手放在膝蓋上，手心朝上朝下均可。

⑤把頭自然輕柔地抬起，豎直頸椎，下頷微收，然後向前、後調整幾下，直到找到中間的平衡點，你的頭部既不會前傾也不會後仰，而是自然的落在脖子和肩上。向左、右調整

幾下，再次找到平衡點。

⑥如果你覺得舒服，可以合上雙眼。如果你不想這樣，就將視線放低，讓目光落在身前幾尺的地方，但不要全神貫注盯著某一點。

總之，不要勉強，不要僵硬，要放鬆，讓身體保持自然與柔軟，像布偶一樣垂掛在筆直的脊椎上。

（2）坐在地板坐墊上

①如果你坐在地板坐墊上，選擇的坐墊盡可能要硬一點，當你壓下去時，至少還有八釐米厚。

②坐在坐墊的前緣，讓你的腳交叉放在前面的地板上。如果地板上鋪有地毯，那或許足以保護你的小腿與腳踝不會受太大壓力；如果沒有地毯，你可能需要為腳準備一些墊材，折疊起來的毛毯會是不錯的選擇。

③讓你的兩個膝蓋都碰到地板，兩隻小腿相互交叉，左腳放在右大腿上，右腳則放在左大腿上。兩個腳底都朝上。

④手的位置就擺在肚臍下方，輕放在腹前大腿上，手掌朝上，相互重疊，兩大拇指輕觸。手臂剛好穩穩地包住上半身，頸部與肩膀的肌肉不要緊繃，放鬆手臂。

⑤眼睛和視線的安放同上面的第⑥步。

（3）臥姿

如果採用臥姿，你可以躺在一張地墊或厚地毯或床上，雙腿不要交叉，雙腳自然分開，雙臂沿著身體兩側擺放，微微張開，如果舒服的話，將手掌向上對著天花板。

臥姿主要用於身體正念的訓練。

（4）其它姿勢

如果有肢體障礙，或者對上述姿勢不喜歡，你可以自己選擇一個，既能感到舒服又能確保時刻處於完全清醒的狀態。

對於訓練行走正念和飲食正念，只需要環境安靜，對姿勢無特殊要求。

2.呼吸正念的訓練方法

（1）首先，選擇一個你覺得舒適的姿勢坐好，慢慢閉上你的眼睛，收斂感官，觀照一下整個身體的各個部位，如果你發現某些部位還有一些緊張就嘗試去放鬆、柔和下來。

（2）緩慢地做三四次深呼吸，感覺空氣進入你的鼻腔，充滿你的胸腔和腹腔，再把空氣從體內呼出。然後調節呼吸到正常節奏，不要用力或控制呼吸，只是去感受呼吸。

無論如何，你都在呼吸，你要做的只是感受。

（3）注意你在什麼地方最鮮明地感受到呼吸，也許在鼻孔的邊緣，也許在胸腔或者腹部。

然後就讓你的注意力，像蝴蝶停在花上那樣輕輕地停留在那個部位。

（4）開始注意那個部位有怎樣細微的感受。例如，如果你觀照的是停留在鼻腔的呼吸，你是否可以覺察到空氣流經鼻腔，是否帶著微微的涼意，是否有細微的摩擦。如果你觀照的是腹部的呼吸，你會感覺到吸氣時腹部緩慢升起的輕微充脹感，以及呼氣時腹部下降產生的不同感覺。你無須把感覺說出來，只是去感受。

（5）此時此刻，將你的注意力完全觀照於你的呼吸過程。

（6）你也許會發現你的思緒會不斷遊走、飄忽，每次當你意識到又開始陷入思慮、回憶，或是計畫當中，一旦覺察到，就馬上從那裡再次回到當下，回到觀察你的下一次呼吸上，一次又一次，飄走再拉回到當下，每一次你要做的就只是將注意力再次牽引到下一次呼吸，而不要去評判或者自責。

（7）如果你覺得有幫助的話，可以在心中默念「呼——」，或者「吸——」。不過讓這默數的念頭只占據注意力的很少一部分，更多地還是觀照、感受呼吸本身柔和、放鬆地在你身體中，去感受它、覺知它。

（8）如果你覺得睏倦，請再坐直些，把眼睛睜開，做幾次深呼吸，然後回到正常呼吸。

（9）繼續觀照呼吸，分心時重新開始，直到你預定練習的時間結束。做好準備後，睜開眼或抬起目光。

3. 身體正念的訓練方法

（1）在一個溫暖和不被打擾的地方，躺下來，使你的身體放鬆，平躺在地板上的席子上，或床上，慢慢的閉上眼睛。

（2）花點時間來覺知你的呼吸和軀體的感覺。當你準備好以後，就開始注意覺知你的軀體感覺，尤其是你的身軀和床或地板接觸部位的觸覺或擠壓的感覺。每次呼氣，放鬆你自己，讓自己一點點下沉到床或席子裡。

（3）提醒你自己這個練習的意圖。它的目的不是獲得不同的感受，不是放鬆或者平靜。這些感受可能發生也可能不發生。事實上，這個練習的意圖在於，隨著你依次注意軀體的各個部位，盡最大可能讓自己覺知你所發覺的各種感覺。

（4）現在將你的注意力關注於下腹部的軀體感覺，在你吸氣和呼氣時，覺知腹部的感覺變化模式。隨著呼吸，花幾分鐘來體驗這些感受。

（5）在覺知腹部之後，就將覺知聚焦於你的左腿，進入左腳，依次關注於左腳的每一個腳趾，逐步好奇地體驗你察覺到的每一種感覺，可能你就會發現腳趾之間的接觸，麻麻的、暖暖的，或者沒有什麼特殊的感覺。

（6）當你準備好後，在吸氣時感覺或想像一股氣進入肺部，然後進入腹部，進入左腿，然後從左腳的腳趾出來。然後呼氣時，感覺或想像氣體反方向移動：從左腳進來，進入左腿，通過腹部，胸腔，然後從鼻腔出去。盡可能繼續幾次這種呼吸，呼吸向下到達腳趾，然後從腳趾回來。可能這樣做很難掌握，但請記得你只是盡可能地做，放鬆地做，充滿樂趣地進行。

（7）現在，當你準備好的時候，在呼氣的時候，釋放對腳趾的覺知，帶領你的意識去感知你的左腳底部——溫柔地探索、覺知腳底、腳背、腳跟（如，注意腳跟和席子或床接觸地方的感覺）。伴隨呼吸的感覺——類似前面所提到的情形中覺知到呼吸，探索腳的感覺。

（8）現在，允許覺知擴展到腳的其他部位——腳踝、腳趾頭以及骨頭和關節。然後，進行一次稍微更深度的呼吸，指引它往下進入到整個左腳，隨著呼氣，完全放開左腳，讓覺知的焦點轉移到左腿——依次為小腿、皮膚、膝蓋等等。

（9）繼續依次帶領覺知和好奇心來探索軀體的其他部位——左腿上部、右腳趾、右腳、右腿、骨盆、後背、腹部、胸部、手指、手臂、肩膀、脖子、頭部和臉。在每個區域裡，最好你能夠帶領具有同樣細節水準的意識和好奇心探索當前的軀體感覺。當你離開每一個主要區域時，在吸氣時把氣吸入這個部位，在呼氣時放開。

（10）當你覺知到緊張或軀體某個部位的緊張感時，你能夠對著它們「吸氣」——逐步地吸氣，覺知這種感覺，盡你最大可能，在呼氣時，感覺讓它們放開或放鬆。

（11）心理不可避免地從呼吸和軀體不斷地遊移到其他地方去。這是完全正常的。這就是心理所為，當你注意到這種情況時，逐步地認識它，注意心理剛才的走向，然後，逐步地把你的注意轉回到你打算注意的軀體部位。

（12）在你以這樣的方式「掃描」全身後，花幾分鐘把軀體作為整體覺知一下，覺知呼吸在體內自由進出的感覺。然後，慢慢睜開眼。

（13）如果你發現自己昏昏欲睡，用枕頭墊高你的頭、張開你的眼睛或者坐著進行練習而不是躺著，可能會好一點。

4. 聲音正念與思維正念的訓練方法

（1）練習呼吸正念和身體正念，正如前面所講的那樣，直到你感覺相當的穩定。

（2）然後把注意力轉移到周圍的聲音。聲音有遠有近，有些悅耳，有些刺耳，無論是什麼聲音，都只是響起又消失，無論是舒心的聲音還是嘈雜的聲音，你都要注意到，然後放下。

（3）沒有必要去尋找聲音或者聽某一種特定的聲音。而是，盡你所能，使你的意識開放，使自己變得善於接納，隨時從各個方向傳來被覺知到的聲音——遠處、近處、前面、後面、某一側、上面或者下面的。對你周圍的所有空間保持開放。注意那些顯而易見的聲音和那些更微弱一點的聲音，注意聲音與聲音之間的空間，注意沉默。

（4）盡你所能，將聲音視為一種感覺。你無須採取任何措施，你可以毫不費力地聽見這些聲音，但你不必有所回應，也不必評價、操控或者制止這些聲音。你甚至不必明白、說出什麼聲音，試試你能否聽到一個聲音，卻不說是什麼聲音或不進行重複。

（5）當你發現自己在思考這些聲音時，盡你所能將其與直觀的感覺特性（聲調、音色、響度和持續時間）重新建立聯繫，而不是它們的意思和暗示。

（6）只要發現你的意念沒有集中在聲音上，就承認它轉移到了什麼地方，然後重新收回注意力，使其重新關注聲音的發生與消失。

（7）然後，在你將注意力集中到聲音上並持續四五分鐘後，停止對聲音的關注，轉入思維正念的訓練。

（8）當你準備好以後，把注意力從你對聲音的外部體驗轉移到你的內心思維上來。我們的思維也許是一些圖像、語句，或者是一些回憶、想像或者計畫，當你捕捉到它之後，可以嘗試去標示這些念頭，比如：「想法」、「想像」、「回憶」就這樣，當你有意地去覺知與標示這些念頭的時候，它們就會像塵霧一樣消融在你覺知的陽光中。

（9）觀察你的思維湧起和消失，就像觀察天空中的雲彩一樣。注意它們什麼時候出現，觀察它們在意識之中的逗留過程。最後，看你能不能發覺想法什麼時候消失。不要強迫自己產生什麼思維，也不要強迫所產生的思維消失。盡力在你自己和你的思維之間創造一個距離、一個空間，看看會有什麼結果。如果某種思維突然消失，看看你是否能平和地處之。

（10）有些人發現用如下的方法，可以有助於他們將自己的意識集中在想法上：設想自己正在電影院看電影，將想法投射到銀幕上，以這種方式關注想法在意識之中的存在情況——你坐著靜靜觀察，等待一個想法或影像的出現。當它出現以後，你便給予關注，並且只要它在「銀幕」上，就一直關注。當它消失時，你要不加干預，順其自然。注意你是否被捲入戲劇場景，登上了電影銀幕。注意到這種情形時，慶祝自己的這一發現，然後重新返回自己的座位，耐心等待下一批思維登臺——下一幕一定會上演。

（11）觀察思維的第三種方法就是，想像你正坐在一條河的岸邊。當你坐在那裡，不斷地有樹葉漂過河面。把你的每一種思維放在每一片經過你身邊的葉子上。靜靜地坐著，觀察樹葉飄過。

（12）如果某個念頭確實很強烈，可能它會一直在那裡浮現，不容易消散，那就請你一直保持旁觀者的覺察去標示它，而後這個念頭就會逐漸減弱，直到它最終消失。

（13）你可以簡單地以呼吸作為觀照的中心，如果各種感受紛繁複雜，此起彼伏，那就將注意力盡可能回到呼吸上，如果某些感受、念頭或者情緒確實太過強烈，讓你無法忽視，那就去覺察它，標示它，保持對它的覺知。但在覺知的同時，保持開放、接納的心態，不要有任何分辨和評判，直到它最終消失，而後再次回到你的呼吸上來。

（14）就這樣，帶著精微的覺知去觀照呼吸，或者去覺察、感知和標示當下出現的強烈的感受或念頭。不必刻意去改變什麼，只是溫和而精微地去感知、覺察和標示。

（15）就這樣，直到你預定練習的時間結束。

5. 情緒正念的訓練方法

（1）練習呼吸正念和身體正念，正如前面所講的那樣，直到你感覺相當的穩定。

（2）然後觀察自己大腦中的感覺基調。你的大腦是平靜祥和，還是焦躁無聊，你是感到幸福、悲傷還是不喜不悲？看你能否在呼吸時開放地對待情緒。

（3）當你跟隨著自己的呼吸時，要留心顯著的情緒。如果感覺讓你不能集中精力於呼吸，就將其作為禪修的對象，給它貼個標籤，比如，「焦慮」、「憤怒」、「煩躁」、「悲傷」而後嘗試體察，看你在覺知它時，這些情緒會有什麼變化，是持續一段時間？還是變得更加強烈？或者會逐漸消失？保持對情緒的覺知和觀察，不管它最終消失或是始終存在，最終都將你的注意力再牽引回來，去觀照下一輪呼吸。

（4）你也可以試著定位那些情緒在身體的部位，這種情緒是從你身體的哪個部位湧起的？你伴隨的身體感覺如何？你緊張得心臟狂跳嗎？你肌肉發緊、肩膀聳起嗎？在定位了情緒在身體的位置之後，例如你發現焦慮讓你的腹部有不適感，試著去看看身體其它部位有沒有緊張感。例如，肩膀是否因為腹部的感覺而本能地聳起？如果有，就有意識地去放鬆。

（5）如果發現自己做了個多餘的評判（如「我有這種感覺真是瘋了」）、責罵，提醒自己出現任何感覺都是正常的，並重新回到當下直接的體驗：我現在感覺如何？感覺的本質如何？我的身體有何感覺？

（6）記住，無論我們正在感受的情緒是積極還是消極的，我們只需要集中注意力去感受。如果你感覺被情緒淹沒，就透過呼吸正念和身體正念把注意力留在身體上，這會幫助你回到當下。當你感覺安全之後，重新去探索情緒。

（7）就這樣，直到你預定練習的時間結束。

6.行走正念

（1）選擇一條你可以來回走動的小路（室內或者室外），這個地點必須安全——不會感到別人用怪異的眼光看著你（甚至包括你自己也不會覺得正在做奇怪的事）。

（2）站在小路的一端，雙腳分開，與肩同寬，雙膝放鬆可以自由地彎曲。雙臂鬆弛地放在身體兩側，也可以雙手交叉放於胸前或者身後。兩眼直視前方。

（3）把全身的注意力都放在雙腳上面，感受腳掌與地面接觸的直觀感覺，以及全身的重量通過雙膝和雙腳傳遞到地面的感覺。你或許會發現讓膝蓋稍稍彎曲幾次能夠更好地體驗到腳掌和腿部的感覺。

（4）輕輕地抬起左腳後跟，注意小腿肚肌肉感覺的變化，然後繼續抬起整隻左腳，把全身的重量轉移到右腿上。全神貫注地覺察左腿和左腳向前邁進的感覺，以及左腳後跟著地的感覺。腳步不必邁得太大，自然的一步就可以了。讓左腳的其他部分也完全著地，繼續抬起右腳後跟，體會全身重量落到左腿和左腳的感覺。

（5）當體重全部轉移到左腿之後，把右腳抬起向前邁進，覺察右腳和右腿在感覺上的變化。當右腳後跟著地的時候，把注意力集中到右腳。隨著右腳掌完全著地，左腳跟微微抬起，身體的重量又全部落到了右腳上。

（6）透過這種方式，一步一步地從小路的一頭走到另一頭，要特別注意腳底板和腳後跟與地面接觸時的感覺，還有兩腿在邁動時肌肉拉動的感覺。你還可以把覺察擴展到其他你所關心的部位，比如關注行走過程中呼吸的變化，呼氣和吸氣分別是如何進行的，有什麼感覺。你的覺察還可以容納整個身體的感覺，包括行走和呼吸，以及每走一步腳和腿的感覺變化。

（7）當你走到小路的盡頭時，請靜止站立一會兒；然後慢慢轉過身，用心去覺察轉身時身體的複雜動作，然後繼續正念式行走。隨著腳步的前進，你還能不時地欣賞到映入眼簾的風景。

（8）以這種方式來回走動，盡量對每時每刻行走中的體驗保持完全的覺察，包括腳和腿的感覺，以及腳接觸地面的感覺。保持目光直視前方。

（9）當你發現思維從行走的覺察中游離時，請把行走中的某一個步驟作為注意的客體重新進行關注，利用它將你的思緒拉回到身體以及行走上來。如果你的思緒非常焦躁，那麼靜止站立一會兒，雙腳分開與肩同寬，把呼吸和身體作為一個整體進行覺察，直到思維和身體都慢慢平靜下來。然後繼續進行正念式行走。

（10）持續行走十到十五分鐘，也可以根據你自己的意願多走一會兒。

（11）一開始請走得比平時慢一些，讓自己能夠更好地去覺察行走時的感覺。一旦你掌握了這種行走的方式，就可以稍稍加快步幅，但是不要超過正常行走的步幅。如果你內心感到特別焦躁，那麼一開始可以走得快一點，然後再慢慢地放慢速度。

（12）記住在行走的過程中要注意：你不需要盯著自己的腳，它們知道路在哪裡；你要用感覺去體會它們的存在。

（13）在你平常走路的時候，也盡量採用冥想時行走的方式。如果你是一個慢跑運動員，當然也可以把類似正念式行走的注意方式帶到奔跑的每一步、每一刻、每一次呼吸中去。

7. 飲食正念（吃一粒葡萄乾）

（1）首先，拿起一粒葡萄乾，將它放到你的手掌上或者夾在拇指與其他手指之間。注意觀察它，想像自己是從火星來的，以前從來沒有見過這個物體。從容地觀察；仔細地、全神貫注地盯著這粒葡萄乾。

（2）讓你的眼睛探索它的每一個細節，關注突出的特點，比如色澤、凹陷的坑、褶皺、凸起以及其他不同尋常的特徵。在你做這些時，像這樣的（「我們在做多奇怪的事情呀」或者「這麼做的目的是什麼」或者「我不喜歡這麼做」）想法，只是注意到這些想法的存在就行了，將你的注意慢慢地拉回來繼續放到這個物體上。

（3）把葡萄乾拿在指間把玩，在你的手指間把它轉過來，感受它的質地，還可以閉上眼睛以增強觸覺的靈敏度。

（4）把葡萄乾放在鼻子下面，在每次吸氣的時候吸入它散發出來的芳香，注意在你聞味的時候，嘴巴和胃有沒有產生任何有趣的感覺。

（5）現在慢慢地把葡萄乾放到你嘴邊，注意到你的手和胳膊如何精確地知道要把它放在什麼位置。輕輕地把它放到嘴裡，不要咀嚼，首先注意一下它在嘴裡面的感覺，用舌頭去探索。

（6）當你準備好咀嚼它時，注意應該如何以及從哪裡開始咀嚼。然後，有意識地咬一到兩口，看看會發生什麼，體會隨著你每一次咀嚼它所產生的味道變化。不要吞咽下去，注意嘴巴裡純粹的味道和質地，並且時刻留心，隨著葡萄乾這個物體本身的變化，它的味道和質地會有什麼樣改變。

（7）當你認為可以吞咽下葡萄乾的時候，看看自己能不能在第一時間覺察到吞咽意向，即使只是你吞咽之前有意識的體驗。

（8）最後，看看葡萄乾進入你的胃之後，還剩下什麼感覺。然後體會一下在完成了這次全神貫注的品嘗練習後，全身有什麼感覺。

二、非正式的正念禪修方法

（一）正念地站立

（1）靠近一棵樹，以樹姿站立著（最好赤腳），寂然不動；感覺你的足部長出根，往地底延伸；感覺你的身體輕搖，一如它向來如此，像樹木在風中搖曳；留在原處不動，與出入息聯繫著，啜飲你面前的一切；也可閉上雙眼並感受周遭環境，感覺離你最近的樹，聆聽它，感覺它的存在，用身與心探觸它。

（2）利用出入息幫助你停留在此時此刻……感覺自己身體的站立、出入息、存在，一時又一刻。

（3）當心和身開始暗示自己該繼續向前了，盡量以這樣的姿勢再站久一點，記著這些樹都站立許多年了，幸運的話，也都經歷好幾個人生了。看看它們能否給你啟發，瞭解寂靜和聯繫的意涵，畢竟，它們用樹根和樹幹聯繫大地，用樹幹和樹枝聯繫空氣，用樹葉聯繫陽光和風，站立之樹的每一部分都訴說著聯繫。

（4）自己試驗一下這樣站著，短時間也可以，努力與皮膚上的空氣聯繫起來，與腳板接觸大地的感覺、世界的聲音、光影色彩的舞動、心的舞動都聯繫起來。

（5）這種方式可以推廣到日常生活中，在河畔、客廳或等車的時候，你就可以像樹木一樣站立著，讓覺知回到自己的呼吸或軀體感受上；獨處時，你可以對著天空打開手掌，以不同的姿勢伸出手臂，像樹枝，也像樹葉，易於親近，開放，接納，耐心。

（二）正念地臥

（1）頭墊枕頭，右側而臥，右手曲肘，枕於頭下，或者托住右側的臉，手不要蒙住耳朵，四個手指放在耳門旁，大拇指輕輕按在耳根後面。如果覺得這樣壓著右肘或者右手會發麻而不舒服，就不壓住，而直接放在頭前。左手順著腿下伸，手掌放在臀部以下的腿上，左腿自然伸直，放在右腿之上，右腿適當彎曲，兩條腿要稍微錯開一些，以免兩個膝蓋和腳踝處完全重合在一起而不舒服。

（2）舌抵上齶，口齒輕閉，眼睛自然閉上，然後觀照呼吸或軀體感受。如有妄念生起，即可拉回到呼吸或軀體感受上。觀照一段時間後，身體可能會因為放鬆而生睏頓之意，然後自然入睡。若睡過去了就趁勢睡覺。由禪修中入眠，而可能會得到更充分的休息。你也可以同樣的方式從睡眠中醒來：在甦醒過來的第一刻，帶著全然的覺知。

（3）臥禪也是感知情緒的好方法。當我們專注於心臟的部位，轉換到胸腔收縮的感覺，或緊、或重的覺受，注意覺察藏在這些生理覺受之下的情緒，如憂傷、悲哀、孤獨、絕望或憤怒。我們常說心碎，鐵石心腸或心情沉重，因為在我們的文化中，心是所有情緒的基座，心也是愛、喜悅、慈悲的基座，一旦發現這些情緒，就去尊重它、觀照它和接納它。

（4）練習臥禪的時間可以選擇在晚上睡前以及午睡前。

（三）正念地看電影

（1）邀請一位朋友或者家人與你一起去看場電影。但是，這次看電影要有所變化。按預定時間去看（如晚上七點），趕到電影院之後再選擇影片。

（2）在去電影院之前，留意你腦海中出現了哪些想法（例如，「我沒有娛樂時間，」或者「如果我一點兒也不喜歡那部電影怎麼辦？」）你可以把這些想法稱為「訓練干涉想法」——它們會削弱你採取行動的熱情。它們是日常生活中真正的「陷阱」，妨礙你採取行動的願望，而這些行動有可能會以某種重要的方式滋養你的生活。

（3）當你走進電影院，要徹底將這些想法拋到腦後，全身心地去欣賞電影。並且留意頭腦中出現的想法（例如「那麼難看，真是浪費時間」，「電影主角太可憐了，這麼善良還受欺負」，「旁邊那個男人不專心看電影，還影響到周圍的人」），看看自己是跟著感覺走，還是可以像旁觀者一樣回到當下。

（四）正念地排隊

（1）找個週末時間去人氣較旺的超市購物，當你在排隊時，如果某種因素拖延了你的時間，你是否能注意到自己的心理和生理反應。你的腦海中可能會冒出如下想法：「站錯了，應該到另外一排重新排隊」；「真倒楣，馬上就輪到我了，居然這個收銀檯停用」；「這店員態度那麼差，動作那麼慢，老闆真該開除他」。

（2）這時，你應該檢查一下你的內心狀況，確認你目前所處的心理狀態。花點時間詢問自己：①我的腦海中正在發生什麼？②我的身體有什麼感覺？③我注意到了什麼情緒反應和衝動？

（3）如果你發現自己被「抓緊時間」的欲望所驅使，因為發現事情比你預計的進展緩慢而沮喪，說明你很有可能處於自動反應的「行動」模式之中。這時，把注意力集中到呼吸或者軀體感受的觀照上來吧。

請注意，非正式的正念禪修方法目前非常多，有興趣的讀者可參閱《與自己和解：用禪的智慧治療神經症》。

正念禪修療癒身心的實踐

關注內在和外在的事物，我們就能以智慧來應對。

——西爾維婭．波爾斯坦

心緒就像大海，無論海面是風平浪靜還是波濤洶湧，大海深處都是安寧平靜的。從大海深處，可以看向海面，只是關注著海面的活動，正如從內心深處，可以看向心中的所有活動——思想、情緒、感覺和記憶。

——丹．西格爾

一、正念禪修的適用範圍

鑒於大量研究證據的出現，正念禪修在世界各地得到了廣泛的應用，例如，美國有醫生向慢性疼痛、失眠和免疫缺陷患者推薦正念禪修；至少有十二個州的公立和私立學校對學生開放正念訓練課程；正念對患注意缺陷多重障礙的成人和兒童皆有幫助；精神病學專家將正念禪修作為治療的一部分，尤其針對焦慮、抑鬱和強迫症患者。如今正念禪修的研究已推廣到了：減輕老年癡呆症護理人員的壓力、延緩慢性背痛、緩解氣喘和降低血壓。

我們已在臨床開展正念禪修十餘年，發現除急性重性精神疾病、重症軀體疾病患者之外，正念禪修適用範圍廣泛，主要有以下方面的作用：

1. 普通健康人群和高「壓力」人群的修身養性

2. 心理／精神問題的療癒

（1）青少年期的心理／精神問題，如學習困難、多動、注意力不集中、睡眠相關問題（夜驚、睡行症、夢魘、遺尿）、情緒問題、品行問題、戀愛問題等。

（2）成人期的心理／精神問題，如各種類型的焦慮症和恐懼症、抑鬱症、神經衰弱、強迫症、癔症等，以及人際問題和戀愛婚姻家庭問題（如失戀、家庭矛盾、婚姻危機、性功能及性心理障礙、子女教育問題）。

（3）戒煙、戒酒、戒網路成癮等。

（4）焦慮性人格、衝動性人格、抑鬱性人格、表演性人格、強迫性人格、偏執性人格、依賴性人格、被動攻擊性人格、自戀性人格等人格障礙。

3. 軀體疾病的療癒

（1）反覆就診於臨床各科（比如神經科、消化科、心內科、中醫科），但各種檢查找不到原因，或軀體疾病難以解釋臨床不適或長期藥物治療療效不理想者。

（2）各種身心疾病以及各種慢性軀體疾病，如高血壓、冠心病、慢性胃炎、偏頭痛、糖尿病、惡性腫瘤、更年期症候群、慢性疲勞症候群、睡眠障礙、性功能障礙、月經不調。

二、正念禪修的使用方式

（一）個體正念禪修

根據來訪個體的健康狀況、心理需求、人格特點等，個性化選擇與安排正念禪修的專案及順序，每個專案的訓練時間與次數也是個性化的，而且在正念禪修過程中可以很好地融入其它心理治療方法。

（二）團體正念禪修

團體正念禪修根據團體成員的整體情況，選擇與安排正念禪修的專案及順序，具有可以相互交流心得和相互學習、取得其他團體成員的情感支持、接洽現實環境等優點。此外，每天還可安排適當時間讓團體成員與治療師間進行一對一的交流。對於減輕壓力、處理人際關係問題、相似疾病的康復，團體正念禪修具有優勢。我們已在部分心理障礙人群、慢性病人群、高「壓力」人群中成功地嘗試了團體正念禪修，收效頗佳。

需要注意的是，團體人數不可太多，最好控制在二十人以下。

（三）通信正念禪修

用通信的方式進行正念禪修和指導，針對時間不容許、兩地距離太遠的正念禪修者，可以採用通信的方式進行正念禪修訓練，最好在有了個體正念禪修或集體正念禪修的基礎後進行。將每天的正念禪修內容及心得收集起來，進行整理，用通信的方式，請治療師／老師指導，發電子郵件、臉書留言、Line 聯繫等都可以。

（四）日常正念禪修

每週一到兩次，也可以每天一次，每次二十分鐘以上，場所不限，車子裡、電影院、超市等地方都可以，最好在有了個體正念禪修或集體正念禪修的基礎後進行，主要用於維持正念禪修的效果。

三、內觀認知療法治療抑鬱症的臨床總結

內觀認知療法（MBCT）是以正念訓練為核心技術或者以正念訓練為基礎的心理治療方法，已被廣泛運用於慢性、嚴重性疾病患者的情緒調節，情緒障礙患者的治療，以及普通人的壓力緩解中，並獲得大量實證研究支持。我們近年系統地研究了內觀認知療法治療抑鬱症的臨床療效，其中的一項研究結果如下：

（一）物件與方法

1.研究條件

二〇一二年七月至二〇一三年十二月就診於中國浙江省台州醫院及台州市中心醫院精神／心理衛生科的門診患者。入選標準：

①年齡十八到六十五歲；

②輕、中度抑鬱症患者（HAMD評分：18分≤X<35分）；

③生命體徵平穩，神志清楚，有一定表達能力；

④基線的 HAMD 與篩查時比較，減分率 <25%；

⑤簽訂知情同意書，同意參加本次研究。

同時符合上述五項者，方可入選。

排除標準：

①患有繼發抑鬱症的軀體疾病；

②生命體徵不穩定者；

③嚴重失語、失認，無法溝通者；

④屬於重度抑鬱發作者；

⑤已知的酗酒或物質依賴者；

⑥試驗期間同時使用其它治療抑鬱症的藥物或療法；

⑦有嚴重自殺傾向者（HAMD 量表第三項 ≥3 分者）；

⑧試驗前一個月內曾進行抗抑鬱治療者；

⑨肝腎功能嚴重不全者；

⑩孕期、哺乳期婦女。

符合上述其中一項者，即予排除。

中止和撤出臨床研究的標準：

①不能堅持治療，要求退出者；

②出現嚴重不良反應的患者；

③研究過程中出現嚴重的其它併發疾病者；

④病情加重，必須採取緊急措施者。

病例選擇採用連續病例，於研究啟動開始，入選八十一例符合研究標準的患者；入選病例進行何種治療按照隨機、盲法的方法分配。A組進行內觀認知治療，共四十三例，B組進行氟西汀膠囊治療，共三十八例；A組脫落十三例，實際完成研究三十例，其中男十四例，女十六例；B組脫落八例，實際完成研究三十例，其中男十例，女二十例。脫落病例未計入研究結果。分組治療基線情況見表一。

2.方法

（1）治療方案

A組實施內觀認知治療。治療嚴格遵循心理治療原則，會面安排在獨立、安靜、適宜的診室中進行。內觀認知療法一共分為八周進行（具體安排見表二），患者每週與心理治療師會面一次，會面後將治療中所用的資料複印給患者，並布置一周的家庭作業，患者每天按要求完成家庭作業。B組口服鹽酸氟西汀膠囊（百憂解）治療，劑量為20mg / d，

表一　分組治療基線情況

分組	男性（例）	女性（例）	年齡（歲）	HAMD 總分
A組（內觀認知治療組）	14	16	28.47±10.32	23.47±4.15
B組（藥物治療組）	10	20	33.17±11.11	22.27±3.57

觀察八周。關於合併用藥與治療：整個試驗期間允許合併使用原軀體疾病的藥物，應盡量保持用藥種類和劑量不變；整個研究期間不允許合併使用其它任何抗精神病藥、抗抑鬱藥、心境穩定劑、鎮靜安眠藥物；除心理支援外，整個研究期間禁用其他系統心理治療方法。

表二 內觀認知心理治療的具體安排

治療時間	排程
第一周	葡萄乾練習（簡短的冥想練習），內觀身體
第二周	內觀身體，想法和感受練習，內觀呼吸
第三周	內觀呼吸，三分鐘的呼吸空間，內觀散步
第四周	內觀靜坐冥想，三分鐘的呼吸空間，閱讀主題書籍：活在當下
第五周	內觀靜坐冥想，三分鐘的呼吸空間，觀看相關影視作品
第六周	內觀靜坐冥想，情緒、想法和觀點選擇練習
第七周	內觀靜坐冥想，制定系列令人愉悅和能掌控的活動並計畫安排
第八周	內觀身體，在總結性的思考中結束本次治療

（2）觀察和評價

病情觀察和評價由兩名主治醫師以上職稱的專科醫師共同獨立進行。

觀察和評價方法：觀察和評價過程中運用盲法原則，即治療人員、評分人員和統計人員在臨床研究中均互相獨立。觀察和評價的指標與週期：療效性指標：①HAMD 量表分，分數越高，症狀越重；②HAMD 量表減分率，HAMD 減分率＝（療前評分－療後評分）／療前評分×100%，分別於試驗開始時及試驗開始後第二、四、六、八周時進行量表評分；療效標準：臨床控制：減分率≥80%。

（3）統計分析

由專人負責所有資料的統計學處理。所有資料應用 SPSS13.0 統計套裝軟體處理。

（二）結果

治療八週後，A組 HAMD 總分（7.20±2.605）分，臨床

表三 兩組治療前後 HAMD 評分比較（$\bar{x} \pm s$）

組別	例數	進行治療前	治療 2 周	治療 4 周	治療 6 周	治療 8 周
A 組	30	22.27±3.571	19.00±3.833	14.57±4.232	10.43±3.645	7.20±2.605
B 組	30	23.47±4.150	18.83±4.426	13.57±4.191	9.57±2.674	7.77±1.870
t		-1.200	0.156	9.20	1.05	-0.968
P		0.235	0.877	0.362	0.298	0.337

控制率為 13.33%；B 組 HAMD 總分（7.77±1.870）分，臨床控制率為 16.67%。經 t 檢驗，兩組在各評估週期的 HAMD 評分比較沒有顯著性差異（見表三）；X^2 檢驗顯示兩組臨床控制率無顯著性差異（見表四）。

三、結論與討論

WHO 指出，二十一世紀人類面對的最大疾病是精神疾病，而抑鬱症是其中的重點，並認為抑鬱症大規模爆發的危險率為 15～20%。因此，抑鬱症的有效防治工作已成為社會和醫學界廣為關注、迫在眉睫需要解決的問題。值得注意的是，傳統抗抑鬱藥有許多副作用，部分病人很難堅持長期服用，比如孕婦，禁用或慎用這類藥物；新的抗抑鬱藥的療效亦不肯定，停藥後復發率仍很高，經常需要進行長期維持治療。而與此同時，東方禪學中的「正念禪修」，在西方的行為醫學（Behavioral medicine）及臨床心理干預中被廣泛地運用起來。過去十多年間，以正念為基礎的各種療法，已被應用於治療品行障礙、網路成癮障礙、精神分裂症（康復期）等多種精神障礙，而且能夠維護

表四 兩組治療 8 週末臨床控制率（%）的比較

組別	例數	臨床控制率	X^2	P
A 組	30	13.33	-0.359	0.720
B 組	30	16.67		

和促進大學生群體的心理健康水準，很可能是一種適合當代國人的心理保健法。

本研究結果提示，對於輕中度抑鬱症患者，MBCT 可以取得和藥物治療基本一致的治療效果，相對而言，免去了藥物不良反應的可能，更加安全、可靠，而且個體可獲得更多的成長。

四、正念禪修療癒身心的案例

（一）失眠症、人格障礙患者的正念禪修

1. 臨床特點

魏小姐，五十六歲，大專畢業，退休教師，性格開朗，二〇一四年十一月初診，患失眠症五年餘。來訪者自五十歲退休以來，間斷性睡眠不好，睡眠較淺，容易驚醒，多夢，認為只要自己心情好睡眠也好，心情差睡眠也差。曾兩次因「失眠」住心身科治療，每次住院用藥的效果都很好，但出院後停藥就又出現失眠問題。服用西藥舒樂安定、帕羅西汀、曲唑酮等治療，睡眠時好時壞。目前已兩周未服用藥物，認為儘管失眠，但尚能忍受。否認持續的情緒低落、緊張害怕，自己煩惱的主要是夫妻吵架，想離婚又離不了；不喜歡母親，但還得獨自照顧母親（弟妹全在外地）；已成年的兒子對自己脾氣不好，很少來看自己，也不會主動給自己打電話，有時還罵自己。

否認重大的軀體疾病史及家族精神病史。已於兩年前停經。

精神檢查：打扮入時，意識清晰，定向完整，儀表整潔，交談合作，表情自然，不斷述說自己的不幸（主要內容與自己母親和現在的丈夫有關），要求醫生耐心地聽，情感反應協調，未引出聽幻覺和被害妄想等精神病性症狀，自知力充分。

症狀自評量表（SCL — 90）檢查顯示：人際關係敏感、偏執、敵對等三個量表分中度，軀體化、強迫、焦慮等三個量表分中度，軀體化、強迫、焦慮等三個量表分輕度，心理健康測查（PHI）提示癔症性人格、社會失效者、存在家庭問題。

2. 成長經歷

患者自述在家排行老大，下有一弟一妹。自幼年能記事開始，就覺得母親對自己不好，母親個性較強，有時會羞辱她，必須看母親的臉色做事，放學回家還要做家事，幫助照顧弟弟妹妹。父親長期在外，跟母親關係不好，很少回家，回家時兩人經常吵架，但父親對自己不錯，會帶她去玩，買東西給她，只要向父親提出要求，基本上都能得到滿足。

在她十八歲時，母親因懷疑父親有外遇而離異，父親獨自回河南老家，兩年後重組家庭，儘管覺得父母離異的主要原因在母親，但在心底還是恨父親，覺得父親不負責任，此後也很少聯繫。

在二十二歲時結婚，育有一子，夫妻關係開始時曾不錯。但母親對女婿不滿意，不斷慫恿她與丈夫離婚，並揚言說「如果不離婚，就斷絕母女關係」，母親還會在女婿面前說女兒的壞話。在這種情況下，夫妻間不時產生磨擦，並在三十歲時開始分居。三十六歲時離婚，與母親和兒子同住，期間相親過幾次，由於各種原因都沒成功。

四十五歲時經人介紹，認識一位退休醫生，該醫生比她大十三歲，育有一女，性格內向，小毛病較多，例如不做家事，不會照顧人，但收入不錯，而且她母親覺得滿意。在四十六歲時結婚。婚後不到三年，夫妻也開始產生摩擦，覺得丈夫的懶還可以忍受，但他患有肛漏和前列腺問題，不注意個人衛生，導致她患上婦科病；但讓人更難以忍受的是，她性格外向，喜歡跳舞，但丈夫不喜歡她外出，只要她單獨出去，回家後必定發生爭吵；有時丈夫還會對著窗外罵她，什麼難聽的話都罵得出，這時母親又會在其中作梗。就這樣，不出家門自己心裡憋得難受，出去後回家就是大吵大鬧，想離婚但又下不了決心，退休後除照顧母親外，無所事事。

3. 診斷

失眠症，人格障礙。

4. 病例分析及治療經過

來訪者的臨床症狀相對簡單，但個人成長過程較為複雜，童年時與母親及父親的關係問題影響了其日後的人生。因此，與自己「內在的父母」和解是治療的重要一環，藥物是不可能解決這方面問題的，經過協商與討論，來訪者同意進行正念禪修治療。

第一次治療：介紹正念的理論及治療方法，並開始訓練呼吸正念，要求其回去後每天訓練二次，每次至少十分鐘，一周後複診。

第二次治療：來訪者說過去的一周都在照顧母親，「看到母親就煩」，但呼吸正念能讓自己心情相對平靜，在訓練過程中也能把游離的思緒拉回到呼吸，只是很吃驚，自己居然有那麼多念頭。在向來訪者進行鼓勵和解釋後，進行了行走正念訓練，囑其回家後每天至少訓練一次；囑其繼續呼吸正念並盡可能延長訓練的時間，一周後複診。

第三次治療：來訪者行走正念和呼吸正念進行得比較順利，「看到母親心煩時，就做呼吸正念」，「還挺管用的」，表達了對治療的信心。接下來在呼吸正念訓練的基礎上加入了身體正念的訓練，囑其每天至少訓練兩次，每次至少二十分鐘，一周後複診。

第四次治療：來訪者這周回家住了三天，看到家裡亂，故與丈夫爭吵了幾句就回母親那裡了。覺得身體正念特別有用，以前生氣、爭吵、勞累之後除出現睡眠問題之外，還會出現頭痛、疲勞、心慌、腹脹等症狀，現在做完身體正念就有效。現在擔心：有時做正念禪修時好像出現了恍惚的感覺，怕自己會因此得精神病。在給予安慰和解釋之後，患者表示放心，接著進行了飲食正念訓練，隔天一次，行走正念也是隔天一次，繼續呼吸正念和身體正念，一周後複診。

第五次治療：來訪者覺得自己本周情況穩定，未見失眠和軀體不適，修習正念時也沒出現恍惚的現象，但看到母親仍是煩，看到丈夫依然有種厭惡感。這次就診沒有進行太多交流，在呼吸正念和身體正念的基礎上，加入聲音正念和思維正念訓練，一周後複診。

第六次治療：來訪者本周住自己家，家裡事太多，心煩，自述聲音正念和思維正念做起來有難度，發現「自己居然對聲音是如此敏感」，「頭腦中的不自主的思維比較多，主要還是與母親、丈夫有關」。本次沒有新的任務，繼續前述練習，一周後複診。

第七次治療：來訪者述目前正念已修得比較順利，本周與丈夫相處沒有吵架，還一起去了趟超市，自己買了件衣服而丈夫也沒說什麼（以前只要自己穿上豔麗點的衣服總會被諷刺），「心裡感覺挺好的」，發現自己「似乎挺在乎丈夫的意見的」。給予她肯定的評價後，開始在前述正念練習的基礎上融入情緒正念的訓練，每天至少兩次，每次至少三十分鐘，兩周後複診。

第八次治療：來訪者述現在能及時識別自己的念頭和情緒了，「聽了母親的責罵儘管心裡仍然不舒服，但已沒有以前那麼痛苦了」。對丈夫的不講衛生依然痛恨，經過協商，已分床睡，現在面對丈夫罵人已不會再生很大的氣，發現有一次丈夫罵人而自己還笑咪咪，結果把丈夫也逗笑了。只是一個人的時候腦中不時會跑出些不好的念頭，認為自己「儘管治療有效，但根還在」。在對治療進行了總結之後，進行了「寬恕冥想」，訓練指導語如下：

（1）現在，選擇合適的姿勢坐好，舒服又穩定，然後輕輕閉上眼睛，將注意力放在呼吸上。讓注意力回到你的身體內，像感受微風一樣感受你的呼吸，順其自然，讓你的覺知也變得更加柔和，去體察呼吸中最細微的感受。

（2）現在，在當下的安靜與平和中我們來進行關於寬恕的冥想練習，感受你的呼吸、身體和心念，讓你的身心隨著呼吸的節奏柔和下來。

（3）首先，讓我們在心中請求他人的寬恕，出於痛苦或恐懼，我們總是會產生本能的反應和對抗，我們毫不自知地被這痛苦或恐懼迷惑，並因此而傷害他人，那麼此刻，讓我們在心中真誠地請求寬恕。

（4）你可以跟我一起，在心中默念「如果我曾以語言、行為或心念有意無意地對別人造成過傷害，此刻，我願意正視它、承認它，並為此而請求寬恕，請原諒我由於自我的恐懼、痛苦及無明而對你造成傷害，此刻，我以最誠摯的心請求你的寬恕。」

（5）下面，在心中面對你自己，有很多人在這個世界上對待最苛責、最嚴厲的人往往是自己，我們只有學會寬恕、包容、接納自己，才有可能真正寬恕並接納他人。此刻，你可以在心中輕輕默念自己的名字，讓你的心柔和、放鬆下來。

（6）下面，請跟隨我一起默念「由於痛苦、恐懼和忽視，或者由於不誠實，我也許曾以許多種方式，傷害過自己。這麼多年來我並沒有好好地關心、照顧你——我最親愛的自己。此刻，我真誠地請求你的寬恕，我願意給予你最真誠的寬恕。」

（7）讓你的心盡可能柔軟並接納，你值得被寬恕，並因這寬恕打開你的心靈。曾經，我們因受到他人的傷害而痛苦，我們所經歷的那些打擊、拒絕和責難，讓我們的心逐漸變得堅硬，但現在，我們仍然要學會寬恕，去放下心中的痛苦。

（8）那些曾經以行為、言語或是想法傷害過我的人，那些我曾經受到過的傷害，同樣是出於他們的痛苦、恐懼和無明，因此，現在，我願意像寬恕我自己一樣，以我此刻所能做到的，給予他們愛、接納和寬恕。

（9）現在，找到你心中曾經封存的傷害、拒絕以及痛苦，嘗試帶著善良、寬恕去打開它，看此刻的你是否能夠原諒它，並將它放下。

（10）在我們與他人心中，在我們所處的這個世界中，所有生命都渴望被寬恕、慈悲及愛所包容。所以，現在，就讓我們在心中找到這慈悲、愛與寬恕，並將它們傳遞給這世間的每一個人。

囑患者參照著指導語，回家去分別對自己、兒子、父親、母親、丈夫、繼女做了寬恕冥想，一周後複診。

第九次治療：來訪者述做完寬恕冥想，內心有點空蕩蕩的，但也很平靜，對跳舞已沒有興趣，與丈夫最近一周沒有爭吵，準備一邊照顧母親，一邊在社區旁邊的幼稚園找份工作做，讓自己的生活充實些。治療至此結束，囑其繼續修習「正念四觀」。

5.小結

尼采在《查拉圖斯特拉如是說》中說：「為著夜間的安睡，必須有晝間的清醒。真的，如果生命原無意義，而我不得不選擇一個謬論時，那麼，我覺得這是一個最值得選擇的謬論了。」該來訪者的失眠即來源於內心的孤獨和生活的無意義。

儘管被診斷失眠症，但失眠症並不是治療的核心問題。換句話說，如果不能處理其人格中的問題以及家庭關係問題，失眠是不可能治癒的。來訪者以前的治療經歷即可作為教訓。

類似情況在我們臨床的神經症患者中非常常見，他們長期吃藥，也離不開藥，但往往療效不佳或容易復發。從精神分析的角度看，患者的臨床症狀和不適來源於其「潛意識」，「生病」只是軀體化的表現而已，因為軀體上的症狀可以起到「繼發性獲益」的作用。如果不能「去壓抑」，這時的藥物治療獲益的可能性是微小的，即使有效也是暫時的。正念禪修可以起到溝通意識和潛意識的作用，加上「寬恕冥想」，讓自己潛意識中的各種成分得到「和解」與「整合」，這樣，失眠就會不治而癒。

（二）焦慮症、抑鬱症患者的正念禪修

1. 臨床特點

齊小姐，四十歲，高中畢業，自由職業，二〇一三年十二月初診。因容易疲勞、緊張三年，三月情況加重，故就診。

患者於三年前無明顯誘因下開始容易疲勞，做點家務都覺得累，本來經營的小店生意不錯，後因為自己無力經營而轉手予人。自此人變得比以前敏感，容易緊張、擔心，滿腦子都是不幸的想法，如：擔心丈夫開車出車禍；自己偶爾的胸悶、心慌就擔心是不是罹患肺癌或心臟病；

晚上聽到一點聲音就懷疑是否遭小偷了，經常需要去查檢一番才行；睡眠差（入睡困難、易驚醒），一直在家休養，服用各種保健品、補品，但都無效。

三個月前，平時身體硬朗的母親突然發現罹患腸癌，由於操勞和擔心而出現上述症狀加重，經常覺得莫名恐慌，「全身肌肉似乎都是緊繃的」，「頭皮發緊，像帶著緊箍似的」。有坐不住的感覺，經常需要不停地走動，脾氣變得急躁，容易發怒，不敢一人獨處，怕自己會瘋掉或發病死掉，白天晚上都需要有家人陪在身邊，敏感膽小，聽到家裡手機、電話聲都容易受驚嚇，有種大難臨頭的感覺，情緒低落，經常以淚洗面，喪失各種興趣，入睡困難，頻繁地做惡夢，四肢發抖，容易分心，別人問話往往需要重複數遍，覺得自己變笨了，記憶力差（有一次做飯，忘了放水導致電鍋燒壞），月經量減少，時有輕生念頭。多次內科檢查，除心電圖檢查發現竇性心動過速之外，血生化、腫瘤標誌物、甲狀腺功能、心臟彩超、胸片、腦電圖等檢查無恙。兩個月前曾服黛力新、阿普唑侖、安神補腦液等治療，除睡眠改善外，其他症狀改善不明顯。

患者以前身強體健，沒有重大內外科疾病史，已婚，育有一女。

排行第二，上有一哥，自幼被家人視為掌上明珠，多方呵護，結婚後家庭關係一般。

病前性格內向，膽小怕事，比較敏感，否認精神病家族史。

精神檢查：意識清晰，定向完整，儀表整潔，交談合作，表情緊張，說話聲音發抖，主動注意能力減退，容易激動，不時搓手頓足，交談中出現哭泣，心境低落，情感反應協調，自我感覺較差，存在強迫性懷疑，未引出聽幻覺和被害妄想等精神病性症狀，自知力充分。

症狀自評量表（SCL—90）檢查示：軀體化、抑鬱、焦慮、恐怖等四個量表分重度，人際關係敏感、強迫中度，敵對、偏執、精神病性症狀等五個量表分輕度，心理健康測查（PHI）提示神經症性抑鬱。

2. 診斷

廣泛性焦慮障礙共病抑鬱障礙。

3. 病例分析及治療經過

來訪者的臨床症狀比較明顯，必須採取分步進行治療，對於藥物治療和心理治療的使用盡量做到標本兼顧。經過協商，來訪者同意治療方案。

第一次治療：予病情解釋，心理支援；藥物用帕羅西汀片治療，從每天 10mg 開始，四天後加至 20mg，漸進性自我放鬆訓練每日兩次；運動（跑步或跳繩）每天半小時，兩周後複診。

第二次治療：自覺情緒有好轉，緊張感有所減輕，但出現便祕、胃部不適和口乾等藥物不良反應。藥物治療方案與前面相同，繼續自我放鬆訓練和運動，向其解釋禪學智慧中的「平常心」和「隨順自然」，開始訓練走路正念，每天兩次，兩周後複診。

第三次治療：自覺症狀改善約有十分之六左右，對藥物已基本適應，睡眠仍較差。藥物仍為帕羅西汀片每天 20mg，開始解釋正念禪修中的「接納」、「旁觀」等理念，進行呼吸正念訓練，每天兩次，兩周後複診。

第四次治療：症狀改善至八成左右，述進行呼吸正念訓練後，最明顯的改善是睡眠，但由於經常恍神，做得「不好」，需較長時間才能回到呼吸上，頭脹、身體緊繃症狀依然較明顯。對其進行解釋和寬慰之後，開始進行呼吸正念基礎上的身體正念訓練，每天兩次，每次至少二十分鐘，藥物治療方案不變，三周後複診。

第五次治療：症狀繼續有所改善，述身體正念對解決軀體方面的症狀有「神奇效果」，問能否停藥而單純做正念治療。經過協商，來訪者同意暫時不減藥量。予解釋正念禪修中的「心身關係」問題、「認同」問題、「標示」方法，並進行飲食正念以及聲音正念和思維正念的訓練，三周後複診。

第六次治療：來訪者述基本上沒有明顯的症狀，只是偶爾頭腦中會不自主地跳出與疾病有關的念頭，但能及時識別，已能「像看水中落葉一樣地看念頭」了，並找了份工作在做。來訪者再一次要求減藥，經過協商，同意把帕羅西汀片改為每天四分之三片，並開始進行情緒正念的訓練，三周後複診。

第七次治療：來訪者病情穩定，工作也順利，覺得自己生病與以前生活太過安逸，家人對自己照顧得太好有關，懷疑現在的月經不調與藥物副反應有關，要求再次減藥，經過協商，同意把帕羅西汀片改為每天二分之一片，繼續規律進行「正念四觀」的訓練，並教其如何在生活中保持正念的知識和方法，四周後複診。

第八次治療：來訪者病情穩定，述自己已能讓「心」與「身」做朋友了，儘管偶爾會出現不適的症狀，但只要「讓它出現」、「看著它」就夠了，已自行把藥量減到了每天四分之一片，工作比較順利。向其解釋禪學中的「疾病觀」、「生死觀」、「無常」、「無我」等人生觀和人性觀，四周後複診。

第九次治療：來訪者述自己已停藥一周，頭腦偶爾會出現不那麼好的念頭，但能用前面的方法處理，有時會對焦慮念頭說：「朋友，謝謝你的提醒，儘管可能有危險，但我相信能處理」，然後與「念頭相處一會兒」。正念禪修依然規律地進行，後續追蹤半年，情況穩定。

4.小結

對於焦慮症、抑鬱症、強迫症、軀體症狀障礙等心理障礙患者，處理好藥物與其它治療方法的關係比較重要。我們認為，精神科藥物許多時候對心理障礙比較有效，我們沒必要排斥它。現在許多的禪修師父都肯定治療藥物的價值，特別是在治療初期，當我們被恐懼、悲傷，或者混亂的思想所淹沒時，我們的問題就會難以應付，如果藥物使用得當，它可以幫助被焦慮或抑鬱等情緒壓倒者，將情感痛苦降低到一個可控的水準上，找到正念觀照的能力，然後一點一點慢慢去接受。這樣，在條件合適的時候，就有希望把藥物這根「拐杖」丟掉。

（三）容易衝動者的正念禪修

1. 臨床特點

王先生，四十三歲，國中畢業，務農，已婚，二〇一五年三月初診。因多疑、容易衝動二十餘年，被妻子逼著來治療。

妻子提供的情況：他們二十二年前（來訪者二十一歲）經人介紹結婚，結婚後兩人關係尚可，三年後育有一女。此後即發現丈夫敏感多疑，對她不放心，懷疑她有外遇，只要跟生產隊成員或鄰居多說幾句，事後就會盤問，說她不關心他，煙抽得愈來愈大，酒也喝得愈來愈多，喝多時經常罵她，經常會因小事而爭吵，但由於女兒年幼，所以看在女兒的份上忍著。十年前發現丈夫行為不檢點，經常在網路上與陌生女性閒聊，晚上跑到屋外接電話，經常一接就是半小時，如果她多問幾句丈夫就罵人、摔東西，還發生幾次在酒後動手毆打她的現象。丈夫事後又會後悔，不斷向她道歉和保證，可是不久後老毛病又會再犯。

妻子說，近一年來丈夫對她愈來愈疑心，經常會偷偷看她的東西，甚至到電信部門查看她的通話記錄，有一次在衝突後把她打昏了，她下定決心離婚，「丈夫以前的道歉和保證現在沒任何作用了」。可是，有時候覺得丈夫也挺可憐，因為發現丈夫似乎在發脾氣時也想努力克制自己，數次用拳頭打自己的頭，或用頭撞牆。聽人說這可能是一種病，所以逼著丈夫來做心理諮商，否則離婚。

妻子還反映，丈夫對待外人很和氣，就是對自己及家人脾氣較大。

丈夫提供的情況：在自己五歲時父親生病去世，由母親帶著他和一個大他六歲的姐姐一起生活。在他十一歲時，母親也患病去世，姐姐外出打工，他被寄居在阿姨家，常受親戚們冷眼看待。在校成績一般，常受同學嘲笑和欺負。國中畢業後開始跟人外出學習經商，但由於生意不好回家務農，承包了些田地，也賺了些錢。

對老婆所反映的情況基本承認，並說自己當時是昏了頭，有時想控制都控制不住，且覺得「跟家人說話不用像跟其他人說話一樣地小心翼翼，這樣多累啊」。頭腦有時會冒出些稀奇古怪的想法，主要與不放心有關。如擔心別人會看不起自己，家裡會否遭小偷，會質問老婆主要也是因為老婆長得漂亮，性格開朗，怕老婆會離開自己，可是老婆還不時用語言刺激他，讓他更不放心，所以才有偏激的行為，在網路上與異性交往主要是想向老婆證明他也是有魅力的。

在一年前曾偷偷看過心理醫生，血液學檢查、腦電圖和頭顱 CT 檢查都正常，按強迫症治療三個月，無效而停藥。目前不僅因為有離婚的危險，而且自己也希望有辦法治療。

現在煙一至二包／天，白酒 100 ～ 150g ／天，有時心煩就多喝點。沒有重大精神疾病及軀體疾病家族史。

精神檢查：神志清，儀表欠整潔，顯得疲憊，定向完整，表情焦慮，說話吞吞吐吐，注意力不集中，存在強迫性思維，情感反應適切，未引出幻覺妄想等精神病性症狀，意志活動減退，自知力存在。

症狀自評量表（SCL — 90）檢查示：軀體化、抑鬱、焦慮、恐怖輕度，強迫等五個量表分中度，人際關係敏感、敵對、偏執、精神病性症狀等四個量表分重度，明尼蘇達多項人格測驗（MMPI）中癔症、心理變態、精神衰弱、精神分裂、偏執等五個量表分得分均明顯偏離正常。

2. 診斷

衝動控制性人格障礙。

3. 病例分析及治療經過

雨果說：「激烈尖刻的言辭背後，都隱藏著一個虛弱的理由。」來訪者在年幼時先後失去父母，又不斷遭受冷眼和欺負，潛意識中產生了強烈的不安全感。他的衝動行為其實是內在不安全感的補償性行為，煙與酒是精神物質，被他用來減壓，但事與願違，多次酒後鬧事。藥物或許能幫助一部分人解決抑鬱、焦慮等心境，但該來訪者曾經嘗試以無效告終。經過協商，夫妻倆願意嘗試正念禪修。

第一次治療：向來訪者介紹禪學中「貪、嗔、癡三毒」及「我執」等知識及其危害。告誡妻子不可用言語相激。從呼吸正念和行走正念開始訓練，每天各二次，每次至少十五分鐘，每晚完成與當天生活、感受、思維、情緒等方面有關的日記一篇。並自行制定戒煙戒酒計畫，一周後複診。

第二次治療：妻子反映來訪者在訓練呼吸正念和行走正念，但時間上往往達不到要求，有時做了五分鐘就有些煩躁。來訪者的日記完成了三篇，能部分認識到問題，但認知歪曲很嚴重，如「只要你別招惹我，我能打你嗎？」、「我打人是不對，但如果不打，你跟別人跑了怎麼辦」、「喝酒沒事的，至少能讓心情暫時好些」，煙量和酒量沒有明顯減少。儘管認為呼吸正念和行走正念能讓自己放鬆許多，但念頭跑得太頻繁，有時很長時間也回不到呼吸上，言談中流露出對正念治療信心不足。囑其繼續上述訓練，可以把呼吸正念的每次時間縮短到十分鐘，頻率增加到每天四次，並進行飲食正念訓練，每天一次，進餐也仿照正念進行，日記依舊進行，一周後複診。

第三次治療：妻子反映來訪者這周進步較多，「能坐住了」，呼吸正念能按要求完成了；有爭吵現象，但只要妻子示意停止，基本上能控制住脾氣，但表情還是非常難看；飲食正念做得很好，平時吃飯速度很快，菜也吃得少，只喝酒吃花生米，這周尤其近三天每頓都是最後一個吃完飯，酒已三天沒喝了，煙已減到每天半包了。來訪者微笑著表示同意，認為按照飲食正念去吃飯真是好，以前從來不覺得米飯和蔬菜是如此地好吃。但對酒和煙平時還是會想念，呼吸正念的確比以前做得好了。日記內容開始較多地反映自己的內心變化，對自己的進步開始有了信心。向其解釋禪學「無我」、「無常」、「苦」等三法印，並開始在呼吸正念的基礎上練習身體正念，一周後複診。

第四次治療：妻子反映來訪者本周既沒飲酒，也沒抽菸，有時表現出對她的談話不耐煩，上網聊天的時間少了，看見妻子與顧客聊天會注意，有時欲言又止，只要她提醒說：「腦中的警報又響了？」他就會不好意思地笑笑。來訪者同意妻子的說法，說自己還是不自覺地想到那方面，但已沒有以前那麼痛苦了，「只要這種感覺出現，把注意力放到呼吸或軀體上，慢慢就沒事了。」日記內容充滿對自己以前行為的後悔，以及對家人的歉意。在肯定和鼓勵之後，向其解釋正念修習中的「接納」、「旁觀」和「標示」，並進行聲音正念和思維正念訓練，一周後複診。

第五次治療：妻子反映來訪者目前的行為已接近正常了，兩人有一周沒大聲爭吵了，丈夫對她與男顧客之間交流的反應也自然了許多。來訪者說，現在只要頭腦中出現想「盤問」、「探究」的念頭，大多數時間是能識別的，身體方面也會出現心慌、肌肉緊張，但只要專注於呼吸或軀體感受，這種感覺還是會過去的，並且自己會在心裡告訴腦中的聲音：「謝謝您提醒，我還是選擇信任我的老婆。」日記內容中負面的資訊越來越少，內心平靜的日子越來越多了。在肯定來訪者的做法後，進行情緒正念訓練。並私下裡讓老婆試著離開家一次。

第六次治療：妻子有事沒來，來訪者單獨來就診，說自己本周狀況有反覆，妻子有一次沒有告訴他獨自去進貨，還有一次與他說親戚家有事要去一天，他對前一次的事較為生氣，因為「老婆事先沒告訴他」，所以做情緒正念時反應較大，好幾次正準備探索深層的情緒時，都因恐懼而退到呼吸和軀體感受，顯得有些沮喪。但至少沒發生打架、大吵大鬧的事件，只是生了悶氣。在知道這是醫生與妻子合謀之後，顯得有些不好意思，說：「看來心裡還有東西在作怪」。在進行相應的認知方面的解釋後，囑其繼續前述「正念四觀」訓練，一周後複診。

第七次治療：這次來訪者主動沒讓妻子陪同，還主動讓妻子外出自由活動兩天，用於檢驗自己的情況，儘管會有念頭和不良情緒產生，但已能自己管理。予進行寬恕冥想訓練，一周後複診。

第八次治療：夫妻雙方對治療都比較滿意，妻子反映丈夫比以前自信了，自己已開始跟丈夫一起修習正念了，並說彼此都會堅持修習下去。兩人已逐漸相互開玩笑了，小的爭執偶有發生，但基本上都能很快解決。在進行治療總結的基礎上，進行了慈心禪的修習，指導語如下：

（1）現在，我們來做慈心禪的修習。這是關於愛和慈悲的冥想。

（2）首先，坐得舒適、放鬆一些，閉上眼睛，讓身體和呼吸逐漸柔和下來。先將注意力關注在心的區域，嘗試將你的呼吸和對心的感受聯結在一起，彷彿將呼吸帶到你的心中，隨著心的感受，一呼一吸。

（3）傳統的慈心觀，首先起於對我們自己的慈心，如果我們對自己身上的某些東西，無法接受，並且心懷怨恨，我們就很難去愛在別人身上體現出來的那些特質。

（4）現在，請跟隨我的引導，試著去覺察並發展關於慈悲與愛的感覺。首先，我們要在心中覺察並尋找對我們自己的愛與慈心。下面，請加入你的名字，跟隨我一起，在心中默問「親愛的，此刻，我的心中是否能感受到愛和慈悲，這一刻，我的心是否敞開，能夠感受到慈愛和平和？」現在，請體會並覺察一下你身心的感受。

（5）我們在心中要堅信，你值得被愛，所有的生命，都值得被愛與慈悲所包容，你的心也可以更加寧靜與平和。

（6）我們都曾經歷過痛苦、悲傷與掙扎，但是現在，仍然將我們的心打開，用愛與慈悲去撫慰、療癒那些痛苦。

（7）現在，想像你回到童年的狀態，你曾經是一個小孩，不需要做任何事，就可以獲得純然、無條件的愛。現在，用你的心去擁抱你自己這個內在的小孩。用無條件的慈愛去擁抱這個純潔的生命。將你的整個身心去全然融入並體會這無量的愛與慈悲。

（8）現在，請在心中想像一個你最愛的人，隨著呼吸將他／她帶進你的心裡，用你此刻心中充滿的愛與慈悲去接納他／她、包容他／她，想像他／她的整個身心被你的愛與慈悲所充滿。用你的愛打開他／她的心靈，撫慰、消融他／她心中的痛苦和掙扎。你越能夠感覺到對他／她的愛，就越能夠幫助他／她，讓他／她的心也被慈悲與喜樂所充滿。

（9）現在，想像兩個或更多你愛的人，進入你的心中，你的心慢慢打開、擴展，變得越來越寬闊，帶著這不斷延展的愛與慈悲接納並包容他們，幫助他們打開心扉、消融痛苦，被愛和喜樂充滿。

（10）現在，讓你的心和心中的慈愛蔓延得更加寬闊，讓它充滿這個房間，讓這房間成為一個充滿了愛與慈悲的空間，讓所有生命的所有快樂和悲傷，都被你完全敞開的心靈以愛和慈悲完全接納。

（11）現在，體會你心中的感覺，想像你的心向四面八方、各個方向伸展，它超越出這個房間，拓展向天空，還有大地，一直到充滿整個地球，想像你用你的愛充滿、包容了這整個地球。

（12）現在，想像地球是一顆可以拿在你手中的蔚藍色星球，將她擁抱入你的胸懷，融進你的心中，擁抱地球上所有的海洋、陸地、所有生命、所有的樹木、山川、雨林、沙漠，還有整個人類。用你的慈愛、悲憫與包容去擁抱這個地球。

（13）願所有的生命被愛與慈悲所撫慰，願所有的生命、所有掙扎、悲傷、喜樂、自由的生命，所有剛剛誕生，以及垂危的生命，都被愛與慈悲的力量，接納、包容並治癒，願我們心靈的力量，願我們的善良，願我們的愛，將光明帶給這個世界。願我們將希望、美好和自由帶給人類和其他所有的生命。

4.小結

俗話說：「江山易改，本性難移」，說明糾正人格之難。本案中的來訪者自幼開始形成的不安全感，影響到成年的夫妻關係，不自覺地使用了衝動、暴力來解決問題，結果不僅自己痛苦，而且給別人也造成了許多傷害。正如尼采在《曙光》中所說：「世間之惡的四分之三，皆出自恐懼。」

藥物在這方面是很難有作為的；普通的心理治療可能有短期效果，但很難持久；精神分析由於耗時較長，導致經濟負擔也重，也是很難開展。正念禪修操作起來相對簡單，一經學會，來訪者就可以利用自己的時間來修習，容易堅持，不失為解決人際問題、人格問題的好方法。

（四）慢性頭痛者的正念禪修

1. 臨床特點

陳先生，男，四十八歲，高中畢業，做小生意，已婚，二〇一二年八月初診。因反覆頭痛十餘年求治。

十餘年前因自己苦心經營的工廠倒閉，欠債數百萬，在自己的努力及家人、朋友的幫助下，花了數年把債務還清，本以為可以輕鬆過日子了，但出現了奇怪的病，就是反覆頭痛，比較劇烈，開始時症狀間斷出現，有時伴有噁心，持續數分鐘至數小時會自行緩解，有時服用止痛片緩解，以為自己是過分操勞的結果，就一直在家休養，並不重視。

三年後頭痛發作得越來越頻繁，程度也越來越強烈，每天需要至少三片止痛片，遂在家人的陪伴下到醫院檢查，頭顱MR、腦電圖、頭顱超聲波，以及各種血液學檢查都無特殊發現，服用各種藥物往往開始時有效，數周或數月後就無效。兩年後因頭痛難忍，發作頻繁，每天服六片止痛片，文拉法辛緩釋膠囊每天三片（225mg），頭痛緩解得比較滿意，但只持續了半年，又開始發作。家人遂帶其到全國各地求醫，「該服的藥都服了」，「針灸等物理治療也做了」，兩年前還因頭痛劇烈，在北京某醫院做了「神經毀損術」，但每次的療效都持續不到數月。近一年來間斷用杜冷丁或嗎啡注射治療，開始時每週一次就可，後來愈用愈多，近一個月發展到每天都要用。

令來訪者苦悶的是，求診到現在，醫生們對於頭痛的診斷五花八門，有說「偏頭痛」，有說「神經痛」，有說「額竇炎」，還有人甚至說是「心因性頭痛」，各種療法都只是短期有作用，到目前不僅頭痛依然，還出現依賴止痛藥的情況，心情很差，覺得還不如一死了之，但想想自己欠的那麼多債都還了，死又不甘心。目前頭痛幾乎每天存在，只有注射杜冷丁或嗎啡之後的數小時才心情不錯，其它時間都覺得毫無樂趣可言，不與朋友交往，每天都把自己封閉在家裡，「頭痛是唯一光顧的客人」，食慾下降，疲倦，睡眠差（入睡困難，易醒），記憶力差，心煩，脾氣較大。

在家排行第三，上有一姐一哥，姐姐有偏頭痛史，但控制尚好，沒有家族重大身體疾病及精神疾病史。性格內向，無煙酒嗜好。育有一子一女。因經常頭痛，母親和父親搬來與自己同住，關係尚可，全家人對自己都特別照顧。

精神檢查：精神較差，定向完整，表情焦慮，顯得小心警惕，反覆述說自己的症狀，心境低落，存在疑病觀念，覺得「現在的醫療水準太差」，「治了十年連這點頭痛都解決不了」，未見幻聽、被害妄想等精神病性症狀，對被醫生介紹到心理科治療感到憤怒。

漢密爾頓抑鬱量表（HAMD）：十八分，漢密爾頓焦慮量表（HAMA）：十九分，心理健康測查（PHI）提示疑病症。

2. 診斷

慢性每日頭痛，止痛藥依賴性頭痛，軀體症狀障礙。

3. 病例分析及治療經過

第一次治療：來訪者對心理治療抗拒，認為自己心理沒問題，但既然醫生建議，家人也要求看一下，所以才來的。而且，也不認為心理治療能幫助自己。治療師不與其理論，但很認真的聽他談病史及治療經過，並對他說，關於他的頭痛目前醫生也想不出好辦法，但醫生有辦法可以幫助他解決睡眠問題。這獲得了來訪者的同意。兩方達成一致，由醫生教他「放鬆術」（呼吸的正念）來改善睡眠，每天三次，每次十分鐘。此外，保證每天外出走路兩公里，一周後複診。

第二次治療：在家人的陪伴和鼓勵下，來訪者每天堅持走路和「放鬆術」，儘管止痛藥的使用仍與以前一樣，但覺得身體輕鬆了許多，睡眠的確改善了一些。這次治療師拋開了與頭痛有關的話題，開始探討以前的興趣愛好，來訪者說自己以前是個山友，喜歡爬山、宿營，還說了許多有趣的事，說完後對自己的現狀嘆了口氣，治療師就鼓勵他：「既然病好不了，何不灑脫些呢？這樣死了也能成為風流鬼啊！」來訪者對這句話表示既驚訝又感興趣，說道：「我怎麼十年來就沒想到呢？」治療師乘機向病人講述了日本森田正馬博士「精神交互作用」的發病理論，以及「順其自然」、「忍受痛苦，為所當為」的治療理念。患者半信半疑地聽著，在呼吸正念的基礎上再進行身體正念訓練，每天四次，每次至少十分鐘，並提供其森田療法的資料，一周後複診。

第三次治療：來訪者這次走進診室面帶笑容，聲音也比以前洪亮了許多，說：「這次的放鬆術太好了，不僅幫助改善睡眠，而且有幫助緩解頭痛」；「森田正馬說得也很好，這正是我需要的」。為了檢驗森田療法的用處，來訪者還在家人的陪伴下爬了座小山，儘管有些累，但頭痛未加重，而且出了身汗讓自己神清氣爽。患者表示，自己得先把止痛藥戒了。治療師見其開始對心理療法有興趣與信心，就開始了門診式森田治療，呼吸正念和身體正念繼續，一周後複診。

第四次治療：來訪者的止痛藥目前已減到每週注射兩次了，頭痛也沒加重，說道：「看來這『行動本位』非常合理。」呼吸正念和身體正念的訓練也很流暢，認為自己以前是把治療的方向搞錯了，現在才發現原來快樂與寧靜不在身體外面，只在內心，現在似乎有些相信佛法了。治療師認為與來訪者談論正念禪修的時機已經到來，遂與其討論禪學中的「平常心」、「接納」、「旁觀」和「標示」，並開始訓練聲音正念和思維正念、行走正念，鼓勵其繼續減少止痛藥。跟家屬私下討論：家人減少對其症狀的關注和不必要的關心，只是鼓勵其走出家門，一周後複診。

第五次治療：來訪者本周只注射一次止痛藥，頭痛有發作，但至少沒有加重，能做到「忍受痛苦，為所當為」，現在頭腦中雜念也不是很多，能管理。本周爬了兩次山，體力也較以前好了許多。在給予適當的肯定和鼓勵之後，與其探討「無常」、「無我」等禪學理念，並開始飲食正念訓練，繼續呼吸正念、身體正念以及聲音正念和思維正念，建議其出去做點工作，兩周後複診。

第六次治療：來訪者已停用止痛藥，頭痛有發作，但在可控範圍，能主動去買菜，做家務，開始在朋友的工廠裡做事。讓他閱讀了《正念與接受》這本書中關於「頭痛與錘子」的這段敘述：

假使你去看病，你跟醫生說頭痛，醫生將你的雙手置於你看不見的地方——你身後，然後你將想消除頭痛的每個想法，都變成橡膠錘子敲打自己的頭。而你不知道自己在打自己，或者你可能有很好的理由這樣打自己。如果是這種情況，醫生不會開給你阿斯匹靈或讓你戴上帽子。從你要求減輕頭痛的願望來看可以讓人理解，但是，從你的行為來看，你的每一次努力都意味著頭又一次受到重擊。現在你不僅感覺糟糕，而且還會因自己的不斷努力使情況愈來愈糟糕而感覺更糟糕。你可能會像現在問我一樣去問其他醫生：你有沒有更厚實的帽子，或者更強效的阿斯匹靈？嗯，首先，我什麼都沒有。其實，你這種急切消掉頭痛的想法只可能讓錘子再次往你的頭上砸去。這並不是說你無藥可救，而是你每次消掉頭痛的努力都變成了對自己的打擊。因此，當你患有這種頭痛的時候，建議你最好放下錘子。

來訪者聽完，表示深有同感，說：「看來醫生也不是萬能的，有時候醫生的治療不僅無益，反而有害」；「以後要死也得瀟灑地死」。接著開始訓練情緒正念，兩周後複診。

第七次治療：來訪者的頭痛已明顯減輕，只是偶爾發作，現在不用藥物也能管理了，工作比較順利，還在離家不遠處租了塊地用於自己種菜，說自己再也不願像以前那樣勞碌了，「生命是用來體驗，而不是消費的」，治療師深表贊同，囑其繼續規律「正念四觀」訓練。

4. 小結

本案來訪者由於開始時對心理治療反感，所以治療起來相對費力，在取得來訪者認可之後就容易許多。另外，頭痛是臨床常見的表現，治療起來可沒那麼容易，該來訪者曾經因劇烈疼痛把神經都毀損了，可是沒有解決問題；也有醫生考慮了心理方面的因素，運用了抗抑鬱藥治療，還是沒有解決根本問題。

在心理學上，這種症狀被稱為「轉化症狀」，紮根於潛意識，用精神科的診斷標準可以診斷為「軀體症狀障礙」。由於正念禪修能溝通意識與潛意識，所以來訪者的頭痛最後因此而改善。這種方法的有效性已得到了內觀大師葛印卡的證實，威廉·哈特在《生活的藝術》中是如此描寫的：

> 葛印卡老師是退休企業家，曾經是緬甸的印度僑領。他出生於傳統印度教家庭，自年輕即患有嚴重的偏頭痛。在遍尋良方的因緣下，於一九五五年遇到薩亞吉·烏巴慶老師。烏巴慶老師是眾所皆知的資深政府要員，私底下則是教導內觀的老師。葛印卡先生跟隨烏巴慶老師學習內觀時，他發現這個方法，不僅超越了肉體上的疾病，並且還超越了文化與宗教的藩籬。接下來的歲月裡，他在老師的指導下練習、研究，內觀逐漸轉化了他的生活。

另外，森田療法與禪學智慧的淵源頗深，臨床可以整合起來應用。

（五）甲狀腺癌術後者的正念禪修

1. 臨床特點

蔣小姐，三十五歲，已婚，國中畢業，務農，甲狀腺癌術後三年求治。

三年前發現甲狀腺癌，已手術治療，術後服用甲狀腺素片替代治療，甲狀腺功能檢查經常波動，為此擔心，怕癌症復發，醫生解釋後只能放心幾周，沒多久又要去做甲狀腺B超和驗血，還出現了失眠、緊張、心慌等症狀，一直在家休養，丈夫對自己不錯，百般呵護，只要有人說什麼東西能抗癌，就去買來給老婆服用，不讓老婆工作，怕累著了導致癌症復發。

兩個月前無明顯誘因下突然出現呼吸困難，胸悶，心慌，像要死了似的，面部及肢體麻木，持續十分鐘左右，自行緩解。發作過程中意識清晰，無抽搐，無噁心、嘔吐，無失禁。發作後感覺疲勞，被送到醫院檢查，心電圖、心臟和血管B超、腦電圖、頭顱CT、血生化等檢查無特殊，甲狀腺功能TSH略偏高，T3略偏低。無須特殊處理。一周後在家裡又出現類似情況一次，持續數分鐘，再次到醫院檢查無明顯異常。此後整天擔心，怕再次出現上述症狀，尤其不敢一人待著，怕自己症狀發作後逃不出去，無人幫助自己，入睡困難，一想到自己患有癌症，這可能是死亡先兆，就以淚洗面。被介紹至精神衛生科就診。

在家排行第二，上有一姐，育有一女，家庭關係和睦，月經不規則，量少，沒有家族遺傳病史及重大精神疾病史。

精神檢查：神志清，儀表整潔，定向完整，表情焦慮，顯得疲憊，注意力略顯不集中，言語中透露出對癌症及死亡的擔心，存在疑病觀念，未引出幻覺妄想等精神病性症狀，自知力充分。症狀自評量表（SCL—90）檢查示：強迫、抑鬱、焦慮輕度，恐怖等四個量表分中度；心理健康測查（PHI）示：疑病人格。

2. 診斷

甲狀腺癌術後，驚恐發作。

3. 病例分析及治療經過

儘管人的情緒狀況可能會因甲狀腺功能的波動而影響，但該來訪者更可能的原因是「恐癌」之後的長期壓力所致。甲狀腺癌手術的痊癒率很高，但來訪者由於恐懼，而產生了強迫性懷疑，久而久之出現了驚恐發作。建議其服用藥物以抗焦慮治療，但患者拒絕精神科藥物，怕副作用，對癌症不利，表示願意接受心理治療。經協商，同意進行每週一次的認知行為治療。

治療一個月後，來訪者的症狀有明顯改善，但覺得自己似乎缺少點什麼，儘管對生命和死亡問題有所認識，但頭腦中不時會冒出相關的念頭，令自己痛苦。建議其進行正念禪修訓練，患者表示接受。方法與前面幾個案例相似，主要進行「正念四觀」訓練，期間探討「無常」、「苦」、「無我」等理念，推薦觀看電影《生之欲》、《潛水鐘與蝴蝶》。

經過兩個多月正念禪修治療之後，患者的症狀已明顯地緩解了，內心也相對平靜，並恢復了以前從事的繡衣工作，說：「電影《生之欲》對自己啟發較大」；「先跟家人好好生活再說，不管以後活多久」；「快樂活一天，就賺一天。」繼續「正念四觀」修習。

兩個月後複診，情緒穩定，以前經常波動的甲狀腺功能已在正常範圍之內。

4. 小結

癌症的發生率愈來愈高，但我們的文化存在著高度「恐癌」現象，對與死亡有關的話題存在迴避現象，這對癌症患者的恢復是非常不利的。難怪有人提出，癌症病人只有三分之一是因為癌症本身死亡的，有三分之一是嚇死的，還有三分之一是過度醫療而死的。

許添盛醫生提出：「癌症事實上是一種心身疾病，人類在生命中面臨著無路可走的絕境，才是最重要的致病原因」；「癌症的本質是一股受阻的生命能量爆發的結果，因此，積極的癌症治療在於如何疏導這份受阻的生命能量、重燃病人對生命的熱愛。」下面這則來源於《華商網——華商報微博》的案例就說明了這一觀點：

晚期肺癌患者花光積蓄旅遊三年後意外痊癒

三十七歲的麗莎來自英國奧爾德穆，曾是一個晚期肺癌患者，被醫生告知自己最多只能活十八個月，於是她決定把全部積蓄都花在全家人的三次豪華度假上。然而，在快樂地度過三年時光後，醫生告訴她腫瘤意外地消失了。

所患肺癌死亡率高達94%

麗莎以前咳嗽得很厲害，二〇〇九年的一天，被診斷患了小細胞肺癌，醫生說，患上這種肺癌的死亡率高達94%，是所有癌症中死亡率最高的。麗莎所患的肺癌是不能動手術的，但是化療的話可以為她爭取十八個月的生命，醫生讓她和家人一起度過最後的時光。

得知噩耗之後，麗莎最傷心的事莫過於自己的女兒——十三歲的克洛伊和八歲的奇奧奇亞以後不會記得她。麗莎說，「我不希望歷史重演，所以我發誓要盡可能多地為我的女兒創造美好的快樂回憶。」

花光所有積蓄進行豪華旅遊

麗莎在三十四歲生日那天組織了一個贊助會，為自己就醫的曼徹斯特的克利斯蒂醫院籌集了四千英鎊的善款。她發誓要和男友安東尼一起，把積蓄都花在為女兒創造快樂回憶上面。

麗莎還和安東尼結了婚，女兒們親眼見證她們的父親向母親求婚，並花了四千英鎊舉行結婚儀式。二〇一〇年一月，麗莎和安東尼帶著孩子們從奧爾德穆飛到蘭薩羅特，去度過一個遲到的蜜月。「我們把結婚的禮金和積蓄大肆揮霍，住了一個豪華別墅。」麗莎說，「我不可能忘記自己患有癌症，但是看到女兒們在海邊和沙灘上快樂地玩耍，真是很美妙的時刻。」

遊樂中度過十八個月「最後期限」

麗莎再次諮詢醫生得知，自己的病情沒有希望了，於是在二〇一〇年五月花了四千英鎊，去保加利亞旅遊。

安東尼是一名電工，而麗莎無法工作。麗莎說：「當一個人要死的時候根本不在乎錢，只在乎能和家人一起度過剩下的時間。我不想讓女兒們回憶起媽媽就只是住院。」

他們花更多的錢和朋友聚餐，和女兒們出去玩，二〇一〇年九月全家去土耳其住在五星級酒店裡，花了六千英鎊。當麗莎回到家裡，早已度過了十八個月的「最後期限」。她每隔三個月就去檢查一次，病情沒有任何變化。麗莎給女兒和丈夫都寫了遺書，告訴他們她是多麼的愛他們。

去年四月的一天，距離麗莎被最初診斷出肺癌有三年了，她去做例行檢查得到了一個驚人的消息——她的腫瘤已經不見了，醫生壓根找不到！她回憶說：「我簡直無法相信，醫生也不知道為什麼，我的死亡宣判被取消了。當我知道自己要死了，這教會我一件事，就是如何度過短暫的生命，我們仍然需要生活。」

尼采在《人性的，太人性的》一書中提出：「歡樂永駐的訣竅，便是幫助他人，成為對他人有用的人。這樣你便會感到自己存在的意義」；「一切行為與運動皆為不死。所有人的所有行為，即便是最微小的行為，也是不死的。也就是說，我們其實都是永生的」。

我們體會，死亡現象不可迴避，生命過程中的「責任」與「意義」問題不可逃避，禪學的生死觀、生命觀值得大眾，尤其癌症患者參考與借鑒。從存在主義哲學和心理學角度看，只有沒有活出生命意義的人才怕死。正如禪門一故事中所表達：

一徒弟見師父整天忙碌但容顏不改，說：「師父，十年過去了，您好像沒變老。」師父回答：「我沒有時間老啊。」

多好的回答啊！如果一個人內心自由，生命有意義，那麼他必定也是沒有時間死的。

另外，本案先用認知行為治療，而在其中融入正念禪修，收效頗好，說明禪學方法與現代的心理療法是相容的，值得深入研究。

Chapter

7

療癒身心的禪語、詩偈和公案選析

一個人真正的價值，取決於他的自我解脫有多深刻。

——愛因斯坦

只有在你檢視內心深處時，你的視野才會變得清晰。向外探究的人只是在做夢，朝內挖掘的人終將開悟。

——榮格

近十年來，我們搜集了不少禪語、詩偈和公案，並用於各種身心障礙的療癒，收效頗佳，現選析部分我們臨床療癒身心常用的禪語、詩偈和公案，供讀者參考。

珍惜生命

人身難得，猶如盲龜遇浮木孔。

此語出自《雜阿含經》，意思是：生而為人，得來不易，就像在波濤洶湧的大海裡有隻烏龜，眼睛是瞎的，每過一百年才浮出海面一次。一塊浮木中間有一小孔，在海面上漂流，等到有一天海龜浮出海面時，它的脖頸能恰好地鑽進浮木孔中，這是何等巧遇難得。

生而為人不容易，但我們在世上的生命卻又是如此的短暫。正如下面這則佛陀與沙門間的對話所示：

佛陀問一位沙門：「人的壽命有多長呢？」這位沙門回答：「人命只有數日時間。」佛說：「你還不明白佛家的道理。」佛又問另一位沙門：「人的壽命有多長呢？」這位沙門回答：「有吃一頓飯那麼長的時間。」佛說：「你不明白佛家的道理。」佛又問第三位沙門：「人的壽命有多長呢？」這位沙門回答說：「人的壽命只有一呼一吸之間。」佛說：「好啊，你明白佛家的道理了。」

因此，既然「人身難得」，我們就沒有理由浪費生命在無謂和無聊的事上。正如尼采在《漂泊者及其影子》中所說：「人的生命總有一天要終結，所以我選擇全力以赴向前衝，時間總是只有那麼一點，所以我選擇把握此時此刻的瞬間」；「若是對自己周圍及世間發生的大事小事興致盎然，最後你只會成為一具空殼」；「好奇心是十分重要的，因為它能引爆你身上的潛能，然而人生苦短，沒有足夠的時間讓你經歷一切。應該趁著年輕時腳踏實地，認清自己前進的方向，並沿著這一方向不斷鑽研，這樣一定能令自己更加賢明與充實。」

此外，既然人身難得，我們沒有理由不遵從生命的自然規律，我們更沒有理由不尊重生命而去糟蹋自己和別人的生命。正如《一千零一夜》中的山魯佐德的故事所示：

國王山魯亞爾因受到女人的欺騙而決心對所有的女人進行報復。他每天都要娶一個妻子，第二天就會把她殺掉，然後再娶第二個。為了拯救其他女子，宰相的女兒山魯佐德主動要求嫁給國王。到了晚上，她就開始給國王講故事，講到天亮，故事還沒講完便停止了。急於知道故事結局的國王便特許她多活一天，講完故事。而到了第二天晚上，她又如法重演一番，於是得以再延長一天的生命。就這樣一千零一夜後，終於感化了國王，從此，兩個人過幸福的生活。

治病先調「心」

治病之法，乃有多途。舉要言之，不出止觀二種方便。云何用止治病相。有師言：但安心止在病處，即能治病。所以者何？心是一期果報之主，譬如王有所至處，群賊迸散。

此語出自《修習止觀坐禪法要》，意思是：治療各種疾病，對治的方法有很多，概而言之，不出止觀二種方便。到底應該如何治癒疾病呢？有古師說：「只要安心止在病處，即能治病。」這是什麼原因呢？因為心是一期果報之主，心如王，病如賊，若心王安在病處，賊病自然消亡矣。

這與中醫學中的「扶正祛邪」治療原則相似，《素問．上古天真論》說：「恬淡虛無，真氣從之，精神內守，病安從來」。究其根源，就像《素問．刺法論》所說：「正氣存內，邪不可幹。」《花月痕》第四六回說：「今日之事，必先激濁揚清，如醫治疾，扶正氣始可禦外邪。」

下面以當代著名作家蘇叔陽，成功抗癌經驗來說明調「心」在治病過程中的重要性：

癌症初期，我身體上並沒感覺到十分痛苦，但是治療過程卻非常痛苦。做完手術後需要不停地放療，慢慢地，我就把它當成我生活中一個必做的事情了。因為疾病是躲不開的，人不是得這種病就是得那種病，所以我慢慢接受了。還有我想得比較樂觀。我是一個很幼稚的人，面對可能的死亡，我天真地想，黃泉路上無老少，六歲、二十六歲、四十六歲、五十六歲……多大歲數的人都有，趕上哪歲算哪歲，煩也沒用。我活到五十六歲，做了很多事情，一不靠走後門，二不靠偷奸取巧。我沒有出賣過朋友，也沒有欺負過弱小，心也坦然。

後來我的腎癌出現了轉移，轉移到肺了。治療期間，我的一位鄰居老大姐給了我啟發。她也得了重病，她說她是倒數著活的，這個月做一件自己能完成的事情，下個月再做一件能完成的事情。我也想倒數著活，每個月都做一件能完成的事情，這樣會有成就感，會覺得沒有虛度時間。

八年後，我的癌細胞轉移到左肺，我又做了左肺葉切除手術。術後我積極配合治療，每天吃幾大把藥，我把它當做功課。我快樂的時候照樣快樂，該玩的時候照樣玩。我覺得人生是有意義的，生活是可愛的。

我是在得病之後被選為電影家協會副主席的。工作上有一些事情需要出頭露面，有的人就說，你這麼大歲數的人了，身體又不好，還這麼辛苦幹嘛？其實他不理解我，我不是為了出風頭，做這些事情是我對生活愛的表現。

一個生病的人有兩條路可以選擇。一條路就是被病魔壓制住。我有幾個病友就是這樣，其中一位每到吃飯的時候就靠著牆哭，因為放療期間，吃飯是很難受的。可我的態度是吃不下也得吃。我還給他說笑話，架著他去吃飯。後來我出院了，可他卻沒能出來。第二條路就是積極地對待。我有一位老同事叫王堯華，是東方醫院大外科的主任。他自己得了肺癌，可他非常配合做化療，心態很樂觀。在化療期間，他還依然在崗位上堅持工作。他說醫生的職業道德讓他知道應該怎樣對待這個病，他應該做其他病人的榜樣。

人的生命至少有一半是掌握在你自己手裡的。如果得了病以後你能夠正確對待它，那麼在遇到坎兒的時候，別人拉你一把，你自己加把油就過去了。如果你自己不努力，別人再怎麼拉也沒用。

生命需要意義

譬如鑽木，兩木相因，火出木盡，灰飛煙滅。以幻修幻，亦複如是。諸幻雖盡，不入斷滅。

此語出自《圓覺經》，意思是：譬如鑽木取火這件事，兩根木頭不斷摩擦發熱以後才能生出火來。火一出，木頭便被不斷燃燒。等到木頭燒完以後，餘灰也被風吹散，煙也熄滅了，才真正地燒盡了。用虛妄的身心除去虛幻的無明，也是如此，當一切妄相和無明都消失了以後，圓滿的心智就立即顯現出來。而不是妄相消失以後，就變成什麼都不存在了。

莎士比亞提出：「人的一生是短的，但如果卑劣地過這一生，就太長了。」塞涅卡認為：「生命如同寓言，其價值不在於長短，而在於內容。」因此，愛護身體、珍惜生命，只有在為了追求真、善的情況下才具有高尚的意義！因為連身體都是虛幻的，為了追求虛幻的名利而珍惜虛幻的身體，那又能產生什麼實在的益處呢？正如尼采在《人性的，太人性的》一書中提出：「世人都很好奇他人是如何評價自己的。想給別人留下個好印象，想讓別人覺得自己更偉大，更加重視自己。然而，一味在乎自己的名聲有百害而無一利。」

簡單地說，當你失去了道德健康，沒有了罪感和恥感，沒有了共情和愛的能力，那麼你就已經不是「人」的意義上的生命體了。正如釋尊所說：「慚愧是人類不同於禽獸的地方。」《雜阿含經》中說得更為詳細：

所以者何？以無慚、無愧故放逸；放逸故不恭敬；不恭敬故習惡知識；習惡知識故不欲見聖、不欲聞法、常求人短；求人短故不信、難教、戾語、懶墮；懶墮故掉、不律儀、不學戒；不學戒故失念、不正知、亂心。

意思是說：為什麼沒辦法解脫苦與不安呢？很重要的原因就是沒有慚愧。因為沒有慚愧心，所以放逸；因為放逸所以不恭敬；因為不恭敬所以接近惡知識，所以見不到正道，聽不到正法，於是常常批判別人，看別人的不對；因為指責別人，所以會出現不信任、難以調教、妄語、懶惰，心神不寧、不恪守戒律規則；因為不守戒律，所以失去信念、不能產生正確的知見，而使心煩亂。

從存在主義心理學的角度看，這種缺失了「罪感」和「恥感」之後的人，他往往缺乏人的意義感和責任感，心靈深處毫無自由可言，並常因心靈深處的孤獨而用金錢、權力、遊戲、毒品、性等來補償，否則，死亡的恐懼和孤獨感讓他感到撕心裂肺。在他們的病症中，「軀體化」和心身疾病往往比一般人更多，又由於堅固的心理防禦，治療起來也比一般人更困難。

因此，《修習止觀坐禪法要》中提出：

故經云：佛法有二種健人：一者不作諸惡，二者作已能悔。

意思是：經說：佛法有兩種健康之人，不作一切諸惡，此為第一健康人；第二是平日雖作諸惡，後能悔過自責，亦得稱為健康人。換句話說就是，「不怕無明起，只怕覺照遲。」

真正的生命是超越「無常」和超越「無我」的

一、「我」不是軀體

……四大各離，今者妄身當在何處？即知此身畢竟無體，和合為相，實同幻化。

此語出自《圓覺經》，意思是：地、水、火、風這四類東西各自分開以後，到哪裡去找「我」呢？由此可知，肉身終究沒有實在的本體，它不過是由若干因素湊在一起而產生的假相罷了。

因此，我們控制不了軀體，只能利用好軀體、善待軀體。

二、順從生命體的自然

夫物應盡，欲使不盡者；夫物就滅，欲使不滅者；老法，欲使不老者；病法，欲使不病者；死法，欲使不死者，此不可得。此五事，最不可得，是如來之所說。

此語出自《阿含經》，意思是：會耗盡的東西，要它不耗盡；會消失的東西，要它不消失；

想要青春永駐，想要永保健康；想要長生不死，這是五件最不可能的事了。這是佛陀說的。

生、老、病、死是任何人都躲不掉的，即使是佛陀的最後，也和眾生一樣。死，總是讓人有一種結束的無奈與壓迫感，從來都不喜歡。以憂愁來面對死亡，無濟於事，或者還可能死得更快。因為，生命體就像雪團、土坯般的脆弱，無法維持太久；死亡，是生命的必然結局，然而，並不會是一個終結。檢討如何面對死亡的恐懼，思考死亡的衝擊，常能讓每一個人發現自己內心深處的問題，進而解決問題。正如下面這則故事所示：

一位失去孩子的母親，悲傷的來到印度靈性導師克裡希那穆提面前，她不斷敘述失去孩子的悲傷以及為了生存而奮鬥的殘忍與無情，克裡希那穆提只是靜靜地聽著。當那悲傷的母親說到痛心處而大聲哭喊時，克裡希那穆提突然輕聲地對她說：「你有沒有看到那朵落下來的花？一朵謝了的花，它無聲無息地掉落，幾片花瓣述說著世間的真理——無常。」巨大的聲響響在心靈上，那母親開始尋找自己的生命。

人們往往會執著自我，是因為看不到「無常」，或刻意逃避「無常」，就像人避談死亡卻喜於誕生一樣，人在自己構築的幻想中生活，但痛苦並沒有稍加減少。如果一個人能不帶任何偏見和逃避來審視自我，就能看到真相。談論死亡、接近死亡，就能使我們調整對生命和生活的態度，由死亡的逼近而看到「無常」的真實性，即一切事物無常變異，沒有任何事物（包括自己）可以被執取為「我」或「我所在」，就像那朵綻開卻又落下來的花，一切只是自然法則。

當你真正深切地觀照「無常」，就能透視快樂經驗及情緒來去的無常性，透視自我只是幻相，並不存在，便能減少執著與痛苦，淨化思想與生活，產生「無我」的智慧。需要注意的是，體驗「無常」絕不是消極的，而是幫助你以寧靜、慈悲而開放的心去面對生活的挑戰，以寬廣的心看待自己生存的世界。正如皎然禪師所言：

吾道本無我，未曾嫌世人，
如今到城市，彌覺此心真。

意思是說：佛法真正的道理只是去掉我執，從來不曾嫌棄活在世俗中的人，寧可以無我的心情住在滾滾紅塵，也不願抱持自大在山林假逍遙，如今我來到城市，更感覺到沒有我執的心，是多麼喜悅！

三、真正的生命超越「無常」、「無我」

真正的生命是超越「無常」和超越「無我」的一切行無常，生者當有死；不生不覆滅，此滅最第一。

此語出自《阿含經》，意思是：一切都是無常的，有生必有死，這是無法改變的事實。要超越生與死，只有一個可能，那就是不生。要不生，也只有一個可能：那就是一切煩惱永盡的涅槃。這與拉裡．羅森伯格提出的「如果你不想死的話，你就不該被生下來」一致。

也就是說，按照禪學中的「空性」原則生活，就無所謂生死了。換句話表達就是，真正的生命是超越「無常」和超越「無我」的。下面舉一則故事來說明：

有一個信徒請法師到家裡誦經消災，祈求延壽，法師問他：「你希望求得多少壽命呢？」

「我今年已經過花甲之年了，我只要能夠再活二十年，也稱得上是古稀人生，再也沒有任何遺憾了！」這個信徒一副心滿意足的神情。

「你只希望多活二十年？二十年很快就會消逝，你可以要求更長的壽命。」

那人一聽，瞪大眼睛：「哦！還可以增加嗎？那麼四十年好了，圖個百年大壽，人間稀有！」

「四十年也好，一百年也好，都不過如白駒過隙，一轉眼將消失得無影無蹤，你應該祈求更長久、更永恆的生命！」

那個人一愣，慢慢地說：「師父！那麼你認為我應該祈求幾千年、幾萬年的壽命嗎？」

「求無量壽！」法師說。

「求無量壽」的意思就是超越「無常」和超越「無我」。因為，世間的壽命縱然長壽如彭祖，充其量也不過八百歲月，和宇宙的亙古悠久相比，實在相距太遠了。我們人生應該追求的是永恆無限的無量壽，證悟永遠不生不滅的真如生命，而不僅是蜉蝣若寄的數十寒暑而已。

再說，即使活到一百多歲，難道就真的那麼幸福嗎？我們不妨設身處地想一想：假設有一位一百多歲的老翁／老太太，他的兒子大約將近一百歲，孫子也已是七、八十歲行將就木的老人，如果命運乖舛，兒子、孫子先離開了人世，白髮人反送黑髮人，情何以堪？長壽又有什麼快樂可言？只不過憑添更多的感傷無奈而已。況且耄耋之年，兩眼茫茫，白髮蒼蒼，行動不方便，凡事不順心，如果精神上沒有寄託，真是度日如年，百無聊賴。

庫爾茨說：「誰能以深刻的內容充實每個瞬間，誰就是在無限地延長自己的生命。」因此，生命的意義不在活了多少歲數，而在於是否「真實地活過」，如果已經充分地發揮了生命的內涵，縱然是剎那，也是永恆。反之，如果戴著很厚的「面具」，體驗不到「人」的價值，那麼，活著也只是一隻動物罷了，甚至可能連動物也不如。

向內追求

此事須從自性起，於一切時，念念自淨其心，自修其行，見自己法身，見自心佛，自戒自度。

此語出自《六祖壇經》，意思是：煩惱並不是從外界來的，而是從自性中產生。此事是講明心見性之事，也就是無上菩提之事，於一切時，一切念，你都得把自己的心清洗乾淨。自修自悟，識自本心，見自本性，這就是自度自戒。

一切都離不開自己，所以趙州禪師說：「金佛不度爐，木佛不度火，泥佛不度水，真佛內裡坐。」也就是說，如果我們把向外的追求轉為向內的自心證悟，就可以得到清淨、自在和解脫。正如《六祖壇經》中記載：

有弟子問慧能大師說：「師父，什麼是道？」六祖答：「道在汝心」；「心能做主就是道，心不能做主就叫外道。」

為什麼向內求那麼重要呢？因為在禪家的眼中，只有內在的「佛性」、「真我」、「自性」才是真實的、永恆的，其它一切都是虛幻的。用叔本華的話說就是，「如果一個人內在充足、豐富，不需要從自身之外尋求娛樂，那麼，這個人就是一個最幸運的人。」正如釋迦牟尼在一次法會上講的故事所示：

有個富商共娶了四個老婆：第一個妻子伶俐可愛，整天陪著他，寸步不離；第二個妻子是搶來的，是個大美人；第三個老婆，沉溺於生活瑣事，讓他過著安定的生活；第四個老婆工作勤奮，東奔西忙，使丈夫根本忘記了她的存在。

商人要出遠門，為免除長途旅行的寂寞，他決定在四個老婆中選一個陪伴自己旅行，於是把自己的想法告訴了四個老婆。第一個老婆說：「你自己去吧，我才不陪你呢！」第二個老婆說：「我是被你搶來的，本來就不情願當你老婆，我才不去呢！」第三個老婆說：「儘管我是你的老婆，可是我不願意受風餐落宿之苦，我最多送你到城郊。」第四個老婆說：「既然我是你的老婆，無論你到哪裡我都跟著你。」

於是商人帶著第四個老婆開始旅行。最後，釋迦牟尼說：「各位，這個商人是誰呢？就是你們自己。」

在這則故事裡，第一個老婆就是指肉體，死後還是要與自己分開的；第二個老婆指財產，它生不帶來，死不帶去；第三個老婆指自己的妻子，活時兩個相依為命，死後還是要分道揚鑣；第四個老婆是指自我本性而言，人們時常忘記它的存在，但它卻永遠陪伴著自己。

我們曾遇到一位來訪者：

一年前將近退休時，工作崗位被調整，患感染後服用抗生素左氧氟沙星膠囊治療，三天後出現失眠、入睡困難、心慌、出汗，找當地最權威的精神科專家，予服用抗抑鬱藥米氮平治療，服用了兩次因導致頭昏、疲勞而停用。自此開始，跟自己身上的症狀耗上了，住院也是VIP病房，每天都有醫院內各方面的權威專家來提供意見與指導。

一個月之後症狀依然沒緩解，他不斷地責怪開抗生素和米氮平的醫生，懷著半信半疑的態度來我們這裡進行正念治療。症狀自評量表（SCL—90）檢查示：軀體化量表分中度，其它如抑鬱、焦慮、恐怖、強迫、人際關係、敵對、偏執、精神病性等量表分均顯示無明顯症狀；艾森克人格問卷（EPQ）顯示：顯著的掩飾傾向。

在幾次接觸中，來訪者反覆向治療師表達了自己年輕時的豐功偉績，包括現在能給家人帶來諸多幫助。且分享了這麼一件事：一次和孫子去游泳，結果一向擅長此項目的自己竟被剛學會游泳的孫子超越了，心裡頓時有些難過，覺得自己老了，生命在走下坡路了。表達時不停哀嘆，可以感受到那一刻他是多麼地痛苦。而目前又出現失眠的症狀，心裡非常害怕有一天被沒查出來的疾病擊垮，不能再頤養天年，現所擁有的一切都將化為烏有。

然而，一方面可能由於身分特殊，另一方面由於心理防禦太強，很難進行深層次的心理諮商與治療。做了幾次呼吸正念和身體正念，覺得症狀有改善而中斷治療（當然很有可能是對治療的不信任）。

如此身體不適和內心不安持續了一年之久，期間不時會電話諮詢各方面的醫療專家，但仍只沉浸在自己的原有觀念中。最近體檢發現肺部小結節，醫生建議做個肺部的增強 CT，但他要求做更高端的 PET — CT，結果懷疑肺癌，去大城市的專科醫院進行了手術，術後發現是孤立性的結核而已。現在他自己開始反思道：這結核可能本身就在，由於這一年自己沒有正視焦慮問題，導致免疫功能下降。

諸如此類的病例，我們在臨床上不時會遇到，也是過於向外追求而不願向內追求、不願正視心靈深處問題的代價，實屬可憐與可悲。正如羅狀元在《醒世詩》中所感嘆：

急急忙忙苦追求，寒寒暖暖度春秋；
朝朝暮暮營家計，昧昧昏昏白了頭；
是是非非何日了，煩煩惱惱幾時休；
明明白白一條路，萬萬千千不肯修。

下面再用索甲仁波切《西藏生死書》中的事例，來說明向內追求在療癒身心方面的意義：

一九七六年，第二世敦珠法王在紐約時，有位身患絕症的美國婦女前去拜見。她一見到法王就開始哭訴：「我只能再活幾個月了，你能幫助我嗎？我快要死了。」法王慈悲地笑了起來，平靜地告訴她：「不僅是你，我們大家都正在等死，只不過是遲早而已。」聽了這幾句話，她的焦慮當下消失。隨後她皈依佛門，用佛法調整心態，最後不僅接受死亡，而且因為全心投入修行，奇蹟般地獲得痊癒。

無住

一切不留，無可記憶。虛明自然，不勞心力。

此語出自《信心銘》，意思是：放下一切思慮，想都不要去想它。自然的本性就將顯現出來，那個時候，內心空靈，無一物存在，但卻很明瞭、很清淨。

《金剛經》也提出：

不應住色生心，不應住聲香味觸法生心，應生無所住心，若心有住，即為非住。

意思是：此心不應住在色上，也不應住在聲、香、味、觸、法上。應該沒有任何住處而生起清淨心。若心有所住，住在一個空的現相上，即認為是非住，這是錯誤的住心法門。

禪家認為，所有的色、聲、香、味、觸、法都具有一無所有的本質。人能否真正地、實際地面對自己根本上的一無所有？如果我們丟不掉貪、嗔、癡，抱著一顆凡夫心在虛擬遊戲的六道中輪迴，我們的色身就會在虛擬遊戲中有生死；反之，如果我們不住色生心，不住聲、香、味、觸、法生心，也就是說不癡迷在虛擬遊戲中，抱著「無所住心」從虛擬遊戲中解脫出來，即「出世」，就沒有生死。用《金剛經》中的另外一句話說，「無住」就是：「過去心不可得，現在心不可得，未來心不可得。」

「無住」的理念在療癒身心中非常有幫助。因為，許多時候，你愈關注和害怕身體上的症狀，你就可能變得愈敏感，這些症狀也就會愈頑固。

親自去實踐

我如善導，導人善路，汝若不行，過不在導。我如良醫，知病與藥，汝若不服，過不在醫。

此語出自《佛遺教經》，意思是：我引導你善義的路在那裡，你不依我指引的方向走，覓不到你的人生義路，過失不在引導的人。我像一位高明的醫生，你有病，我開藥方給你；你不吃，病不會好，不能怪醫生。

現代的人似乎對彼此的信任度很低，部分病人對治療的依從性很差，去一次醫院可能一下子看幾個專家，最後搞得自己也無所適從。其實，就看病來說，不同的醫生會有不同的經驗，就像解數學題可能會有好幾種辦法一樣，這是正常現象。你比較合適的辦法是先選擇一位信得過的醫生，然後按照他提供的方法去實踐，再根據出現的情況在實踐中修正。

西諺有云：「上帝幫助那些自助的人們。」對心理障礙和慢性軀體疾病的治療更是如此，如果自己不去用行動來實踐，痊癒的希望是渺茫的，正如趙州禪師所說：「像小便這麼簡單的事，還得我自己去做，何況成佛的大事，別人豈能代替得了？」下面這則故事也是這一意思：

善財童子在文殊菩薩的激勵下，到世界各地參訪、拜謁善知識（智者）。他歷經五十三參之後，終於功德圓滿，大徹大悟了。

其中，他在拜會妙月長者時，他曾經問道：「自我的實現，是否可由聽聞他人談論般若波羅密而得？」

妙月長者說：「不能，因為般若波羅密，是親自悟入一切事物的真理真知。」

善財童子不解地問：「知識，豈不是由聽聞而來？對事物的認識，豈不也是由思考與推理而來？」

妙月長者耐心解釋說：「並非如此，二者是一樣的。自我的實現，永遠不能僅從思考而來。我用一個比喻來向你說明：在一片廣袤的沙漠中，沒有泉，沒有井，沒有河流。在烈日炎炎的夏日，一個旅行者從西向東穿行沙漠。途中，他遇到一個從東往西來的人，就說：『我極其乾渴，請您告訴我，何處可以找到泉水與陰涼，讓我能解渴、沐浴，恢復體力？』從東而來的人告訴他：『再向東走，路會分成兩叉，一左一右。你走右邊一條，再繼續往前走，一定會找到清泉與陰涼。』你想，這位旅客是否因為聽到了關於泉水與陰涼的話，並想：只要繼續前進就能到達清涼之地。他的乾渴是否就能得到解除了？」

善財：「不，並非如此；因為只有當他按著過來人的指示，真正到達泉水之處，喝飲它，並在其中沐浴，他才能解除乾渴，得到恢復。」

妙月長者說：「小夥子，禪者生活也是這樣。僅是學習、思考與作知識性的瞭解，永遠不能實現任何真理。小夥子，在我所舉的例子中，沙漠既是死亡：從西而東者，既是一切眾生；熱是一切混亂的環境，渴是內心的貪婪；從東而來者，是佛或菩薩，他是開悟的覺者，住於大智慧之中，而能透視到一切真諦，他所告訴我們的，都是他自己已經實踐的；飲清泉、解渴、除熱，意思是指自己親身實踐真理。」

「再者，小夥子，我要說另一個比喻。假如佛陀在世間再留一劫，用盡一切精確言辭，用盡一切比喻描述，讓眾人得知甘露的美味與種種妙處。你想，世間眾生，是否因聽聞了佛說甘露的美好，就能親身體驗到它的美妙嗎？」

善財說：「不，不能。甘露的滋味，只有親自品嘗才能知道。」

最後，妙月長者說：「因此，僅僅聽聞與思考，永遠不能使我們認知般若波羅密的智性。」

如果親自好好地實踐，那麼總有一天會得到解脫的，下面用靈源惟清禪師的悟道過程來說明：靈源惟清來到黃龍祖心會下，大家做什麼就跟著做什麼，人們跟他談些禪門機鋒轉語，他搞得一頭霧水，完全不懂。於是他趁夜晚無人時，獨自來到大殿諸佛前鄭重立誓：「只要我能開悟，願意從此獻身弘法，至死不已，生生世世都要弘揚大法！」

之後，他先讀玄沙師備的語錄，全心全力閱讀，讀到疲倦了，就靠在牆上休息一下，再起來經行。有一天，在經行時，步伐稍微快了些，鞋子掉了，他俯身去撿時，忽然大悟！

類似的事例在禪林中很多，再如，香嚴智閑禪師苦參多年，一直不能開悟，有一天在除草時，掃到一塊小石子撞擊在竹子上，被這一聲震悟了。又如洞山良價禪師陷在「只這個是」中猶豫很久，有一天過河時，見到水中的倒影，忽然有所觸動而開悟。

人生不複雜

有一僧問：「什麼是最簡單的修行？」

千頃楚南說：「最簡單的修行就是最偉大的修行，穿衣吃飯上廁所，這就是了！不必讀什麼佛經研究什麼佛理，也不用拜佛念佛燒戒疤，這樣不是很簡單嗎？」

僧又問：「那麼什麼是難？」

千頃楚南說：「最難的就是起心動念，只要一念妄想，就被色受想行識的運作束縛住了，被拘鎖在欲界、色界、無色界出不來。就是一個妄念起來，就有了生死輪迴。所以，佛法教導菩薩們要好好守護當下這一念啊！」

吃飯、睡覺、穿衣、上廁所，就是最簡單也是最偉大的修行。這是多麼不可思議的教導。尼采在《漂泊者及其影子》中也提出：

當你深陷自我厭惡中時，當你厭煩周圍的一切時，當你做什麼都疲憊不堪時，該做些什麼來養精蓄銳呢？賭博？宗教？流行的放鬆療法？維生素藥劑？旅行？飲酒？不。吃個飽飯，再睡個飽，比平時多睡會兒，才是最好的方法。睜開眼睛後，你會發現自己煥然一新，充滿力量。

可是，許多人每天都這麼做，為什麼還是渾渾噩噩？因為你沒有守護當下這一念，因為你沒有保持覺知，看只是看，單純地活在當下所行之事。能做到吃飯即是純然地吃飯，上廁所即是純然地上廁所，期間沒有多餘的情緒、多餘的念頭，這就是了。只是凡人喜歡捨近求遠，厭易欲難，導致人生的路是愈走愈複雜。

千頃楚南告訴我們，只要護好心念，人生不複雜。正如《金經大乘法》所說：

念起念止，皆自心。念起則一切煩惱起，念止則一切煩惱止。

這句話的意思是：念頭的產生與停止都來自內心，念起則一切煩惱隨之而產生，念止則一切煩惱隨之而去除。又如：

有人問：「世人該怎麼做才能得到大自在？」

黃檗無念說：「咦！奇怪！在我眼中，每個人都好得不得了，該富貴的人富貴，該貧賤的人貧賤，冷了就穿衣，熱了就乘涼，每個人都非常自在啊！」

在禪師眼中，眾生一直在享用佛性莫大的妙用，人們的痛苦在於「生在福中不知福」。人們如果起心動念想探索開悟、解脫、涅槃、佛性……不如就在當下一念下手，好好地去體驗生命簡簡單單的過程，正如下面這則故事所示：

一個人一生專心念佛，死後卻沒有進入他想像的極樂世界，就質問佛說：「極樂世界呢？」

佛反問他：「你專心念佛的時候有沒有雜念？有沒有受外界的干擾？心裡有沒有是非心、名利爭？有沒有悲苦煩惱？」

他回答說：「沒有啊，我只一心念佛。」

佛說：「那麼，我不是已經把極樂世界給你了嗎？」

控制欲望

貪欲無厭，消散人命，戀著恩愛，無有知足。

此語出自《遊行經》，意思是：貪欲無止無盡，人的生命會隨時消耗散盡。執著留戀男女之情，則有不知滿足、貪欲更甚的危險。

在禪家看來，欲望是痛苦的根源，居貪、嗔、癡三毒之首，欲望不控制，心身永無寧日。

下面再舉兩則禪語來說明欲望的危害：

欲得菩提，要除三惑，不盡三惑，縱得神通，皆是世間有為功用。習氣不滅，落於魔道，雖欲除妄，倍加虛偽，如來說為可哀憐者。

此語出自《楞嚴經》，意思是：欲證得無上菩提，必須要斷除貪、嗔、癡三惑，如果不斷盡三惑，縱然透過修行，得到神通，也都是世間有為功用，如被天魔利用，必落魔道。在努力修行中，雖然想透過修行滅除虛妄，但到頭來卻更加虛妄，這就是如來所說的，名為可哀憐者。

多欲為苦。生死疲勞，從貪欲起；少欲無為，身心自在。

此語出自《佛說八大人覺經》，意思是：多欲的人苦惱也多。眾生在六道中生死輪迴不已，死了又生，生了又死，這樣的疲勞辛苦，不就是從貪欲而來的嗎？若能少欲少求，不多從事因緣造作，不會為根塵牽累，身心自然就會獲得自在了。

尼采也對貪欲進行了嚴厲地批判，他在《各種意見與箴言》中寫道：

人生需要金錢、舒適的住所、健康與足夠的食物。擁有了這些，人就能獨立，自由地生活。然而，這些擁有若是過了度，就會令人們變成占有欲的奴隸。為了占有，花費人生的時間，連休息時間也被用於交際，被組織所操縱，甚至被國家所束縛。

人的一生，並非為了不斷競爭、擁有更多而存在的。

下面再用亞歷山大大帝的故事，說明控制欲望的重要性：

當亞歷山大大帝遠征印度時，這已經是他心目中世界上最後一塊未被征服的土地，遇到了聖者——笛金。

聖者正在河邊岸上，裸著身體享受冬天的暖陽。

亞歷山大突然發現，這位老人全身放射一種驚人的美！

當一個人靈魂是美麗的，他的身體就會出現超凡脫俗的奇美。

亞歷山大忍不住下馬，說：「敬愛的先生……」

他這一生從未用這麼恭敬的語氣與人說話，所以他有點不習慣，停了一會兒他接下去說：「敬愛的先生，您令我印象深刻至極，有沒有什麼事可以讓我為您效勞呢？」

聖者懶洋洋抬起頭來，淡淡地看了他一眼，慢慢說：「麻煩您站開一些，您擋住了溫暖的陽光！除此之外，我沒有任何需求。」

亞歷山大感動地說：「呀！如果我能再活一次，我將請求上帝，我不願當亞歷山大，我願意成為笛金！」

聖者說：「你現在就可以成為笛金了，沒有人阻止你！」

亞歷山大一愣，說：「可是，我現在要去印度，我要征服世界。」

聖者說：「征服世界之後，你要做什麼？」

亞歷山大說：「然後我會好好休息。」

聖者笑不可抑地對他說：「你瘋了！我現在就在好好休息了，而我並未征服世界，我也看不出有這個必要。我給你一個忠告，如果你當下不休息，你永遠也不會休息。」

亞歷山大若有所感，他誠懇地說：「您的話我會牢記在心底，等我征服全世界，我一定回來，與您一起享受冬天的日光浴。」

不幸的是，大軍還未抵達印度，亞歷山大就在半路上病死了。他永遠也沒有回到笛金享受日光浴的小河邊。

從存在主義哲學和心理學角度看，上述種種貪欲來源於自我保存的衝動或死亡恐懼，正如叔本華在《論人生的智慧》中所言：

已經擁有的東西就像是過氣的明星，容易被人們遺忘在牆角，稍有不慎，就會變成過期的罐頭，被直接扔掉。難道已經擁有的東西就是你心安理得的緣由嗎？

人總是喜歡盯著鍋外，好像碗裡的不夠吃。不停地保存、不停地擁有，然後不停地丟棄、不停地遺失，難道就沒有想過今天收穫的就是昨天扔掉的？人就是因為永不滿足，理直氣壯地覺得缺什麼就應該擁有什麼。

只有自己才能救自己

自為自依怙，他人何可依？自己善調禦，速得證解脫。

此語出自《法句經》，意思是：人的作為只有靠自己，不依靠自己，其他人又有誰可以依靠呢？不依靠別人，善於調禦自己心智的人，才能證得果位。下面這則公案也表達了這一精神：

趙州禪師曾經在做夥頭時，把廚房的門鎖了，故意燒出滿屋子煙霧，大叫說：「救火呀！救火呀！」

大家聽到叫喚，通通都趕來了。

趙州隔門對大家說：「你們說得出來我就開門。」

大家不知這是什麼禪機，無言以對。

師父南泉也來了，他暗啐一聲：「這個調皮的小子！」然後透過窗戶縫遞進一把鑰匙給他，趙州就開門了。

趙州把自己困在煙霧彌漫的廚房裡，連那嗆鼻刺眼的濃煙也是自己燒出來的，可是他卻不肯自己打開門。他主導了這個局面，正是精準地指出了人的困境——人之所以不能返本歸真，擺脫煩惱妄念的束縛，恢復無罣礙的心境，都是因自己造成的。自己貪戀六道輪迴的火宅，自己不肯打開佛性的大門。正如老鷹樂隊的一句歌詞所說：「我們被鎖鏈束縛，卻從不知道鑰匙在自己手中。」

所以，在這個時候，外面的人說什麼偉大的道理都沒有用，因為再偉大的道理，也不過是更增添新的濃煙於既有的濃煙之中。如果夠冷靜，屋外的人大可直接說：「你自己出來吧！」可是，眾生是怯懦的，是依賴的，很少人可以說出來就自己出來。所以這話契理但不契機，不太管用。

南泉遞一把鑰匙，象徵憑藉著法，自己可以度自己，趙州就出來了。其實，南泉若更調皮，也大可任趙州自己玩遊戲，玩到他自己受不了濃煙了，他也自然會走出來的。

在我們身心的療癒過程中也是如此，如果我們能簡單點生活，順從自然規律，身體就會調動自我救護的功能，而恢復健康。反之，縱使有良藥也難保健康。例如，對高血壓來說，如果生活規律，適當運動，清淡飲食，保持情緒穩定，那麼不用藥，血壓也可能降下來。但是許多人往往選擇一邊服藥，一邊大魚大肉、吸菸喝酒、熬夜加班。遇到這種情況，我們經常感嘆：「何苦呢！」

另外，這則公案對醫生和治療師來說也是具有警醒作用的，我們在做心理治療和諮詢時，如果不能打破來訪者的防禦機制，如果不能觸動其心靈深處，光說道理往往是無效的。正如薇拉．凱瑟所說：「事實上，生命的動力來自於內部，而非外部。」佛洛伊德說得更詳細：「只有當病人已經走近解釋，只差一步他自己就可以抓住解釋的時候，醫生給病人來個畫龍點睛，才是恰當的。」下面再舉電影《綠野仙蹤》中的對白來說明「只有自己才能救自己」：

多蘿茜（焦灼）：你能幫助我嗎？你可以幫助我嗎？

北方女巫（微笑）：你已經不需要別人幫助了。你一直有這力量回肯薩斯。

多蘿茜（驚訝）：我有？

稻草人：那你為什麼不早告訴我們？

北方女巫：因為她不會相信我，她得自己去認識。

鐵皮人：你認識了什麼，多蘿茜？

多蘿茜：我想，我不只是想見亨利伯父和愛伯母，我若再看清楚我心中的渴望，除了家後院我不想看得更遠，因為若不是那裡，我看不見我人生的起頭，是不是這樣？

北方女巫：就是這回事。

稻草人：就這麼簡單了，我早就該想到了。

鐵皮人：我的心早就感受到了。

北方女巫：她得自己想出來才行，這雙仙鞋可以在兩秒鐘內送你回家。閉上眼睛，雙腳合併，鞋跟互碰三次，心裡想著，只有家最好……

（多蘿茜醒來，驚奇地發現自己躺在家裡的床上，伯父伯母慈祥地注視著她。）

體驗孤獨

有人問：寂寞無依時該怎麼辦？

南台禪師說：就讓他寂寞無依。

從存在主義哲學與心理學角度看，孤獨是「人」所共有，只能去超越，但無法逃避。故南台禪師說：「就讓他寂寞無依」，他還因此作了一首有名的偈子：

南台靜坐一爐香，終日凝然萬慮亡；

不是息心除妄想，只因無事可思量。

為了擺脫孤獨，許多人就往熱鬧人多的地方跑，但又可能因無法融入，結果更加深寂寞無依的痛苦感覺。從深層次心理過程看，吸毒、賭博、上網、嗜酒、強迫性衝動都可能與潛意識中恐懼和逃避孤獨感有關。

釜底抽薪之計是改變認知：不再痛苦地排斥它，而要去體驗它，甚至歡喜地接納它。孤獨有什麼不好？就讓它孤獨；睡不著有什麼關係？就讓它睡不著。一旦你接納了它，它就不再是困擾你的問題，你也就超越了它。我們把這種體驗稱為「存在正念」（與存在主義心理治療的術語「在場」或「臨在」類似）：釋放掉各種意識，比如自己的身體、思維、情緒、健康、疾病、欲望、恐懼等，只是專注於自己的存在感以及「我存在」的狀態。正如蜀中無慍禪師所說：

閑到心閑始是閑，心閑方可話居山，

山中剩有閑生活，心不閒時居更難。

意思是：真正的清閒不是行動上的自在，而是心裡清閒，心裡清閒了才有資格談住在山裡，山中的生活在世人眼中閒得沒事做，如果心裡不清閒的人來住山裡，就像關在監獄裡一樣痛苦。

德國哲學家叔本華盛讚這種孤獨，他在《人生的智慧》中提出：

只有當一個人獨處的時候，他才可以完全成為自己。誰要是不熱愛獨處，那他也就是不熱愛自由，因為只有當一個人獨處的時候，他才是自由的。

拘謹、掣肘不可避免地伴隨著社交聚會。社交聚會要求人們做出犧牲，而一個人愈具備獨特的個性，那他就愈難做出這樣的犧牲。因此，一個人逃避、忍受抑或喜愛獨處是和這一個人自身具備的價值成比例。因為在獨處的時候，一個可憐蟲就會感受到自己的全部可憐之處，而一個具有豐富思想的人只會感覺到自己豐富的思想。一言以蔽之：一個人只會感覺到自己的自身。進一步而言，一個人在大自然的級別中所處的位置愈高，那他就愈孤獨，這是根本的，同時也是必然的。如果一個人身體的孤獨和精神的孤獨互相對應，那反倒對他有好處。否則，跟與已不同的人進行頻繁的交往會擾亂心神，並被奪走自我，而對此損失他並不會得到任何補償。

孤獨、安寧和幸福這三者有什麼關係？

孤獨是安寧的前提，安寧是幸福的本質。現代人要學習如何承受孤獨，因為孤獨是幸福的源泉。孤獨者往往不受人注視，就像真正有價值的東西會被人忽視一樣，而受人注意的東西往往缺乏價值。

只有當你學會依靠自己，從萬物中感受到自己的時候，才會明白享受孤獨是一種多麼玄妙的感覺。

叔本華在《論瞭解自我》中進一步論述了孤獨的好處：

我們生活的環境使我們不得不面對許多性格不同、天資迥異的人，這些人會對我們施加種種影響，破壞我們精神的寧靜。

唯有獨自一人時，才是真正的自己；當一個人感到孤獨無依時，他才會獲得真正的自由。學會孤獨，不要讓自己成為社會的附屬品，給精神世界留點空白，才不會時常感到壓抑。因為孤獨，才不至於失去全部的自我，才能補償內心的缺失。

尼采也告誡我們不要恐懼孤獨，他在《善惡的彼岸》中提出：

大部分人透過社交或是與他人的交際，會明顯喪失掉自身的純粹性，然後會變得更加卑微。因此，我們應該讓自己更加堅韌。不要輕易受到別人的意見或人際關係的左右或薰染，應該保持住原本的自己。

在這方面能夠幫助我們的正是我們拋棄的純潔、勇敢和洞察力，這些能夠幫助我們在世間的洪流中不隨波逐流。

而且不要恐懼孤獨，與其恐懼它不如好好地體會一個人的樂趣。

日本精神醫學界曾發展出一種特殊的痛苦治療法：一開始，病人要單獨躺在病房的床上，整天面對他的痛苦；院方要求病人用日記寫下他的想法，然後由醫師在後面寫評語。有一位病人在日記裡寫：「我無法相信我的情況已經改善。」醫師的評語是：「如果你無法確定，那麼就請你繼續受苦，不要想擺脫這些苦難。」這種特殊的方法就是體驗孤獨的過程。

過於積極不一定是好事

石室善道有一天跟隨石頭希遷爬山，走到樹叢茂密的地方，石頭希遷說：「前面有樹擋路，把它砍掉！」

石室善道說：「拿刀子給我吧！」

石頭希遷抽出刀子，以刀刃的方向遞給他。

石室善道說：「怎麼不把刀柄遞過來？」
石頭希遷說：「你用刀柄幹嘛？」
石室善道當下大悟。

山上的樹，不管長在什麼地方，都是最恰當的位置。人們遊山玩水，為了自己的便利，就把擋路的樹砍掉，何其暴力！為什麼不繞過？樹也安寧，人也可享受尋幽探險的樂趣。石頭希遷所說的：「前面有樹擋路，把它砍掉！」其實是用象徵語言，意思是：砍掉擋住我們寧靜、幸福的煩惱妄想之樹。這是一種心靈暴力。

因為，要斬斷煩惱，就意味著將煩惱視為確有其「樹」，那就一定砍得很辛苦。何不體會，樹也是山的一部分？如果真要遊山玩水，應該連同山樹一起欣賞，而不是喜歡山卻討厭樹，正所謂「煩惱即菩提」。所以，石頭故意把刀刃遞給他，寓意是：「何必砍樹呢？」如果你一定要接刀子去砍樹，就會先傷了自己的手。下面這則對話也反映了這一精神：

問：「如果我想成佛，這樣如何？」
趙州禪師說：「這樣太費力了！」
問：「如果不費力呢？」
趙州禪師說：「如果不費力，就已經成佛了。」

這對我們臨床療癒身心大有指導意義。例如，我們一有感冒發燒就用抗生素，結果就會導致把有益的細菌也殺死，進而導致人體菌群失調，免疫功能下降，耐藥細菌產生。在心理障礙治療方面也是如此，來訪者一說情緒低落、失眠緊張，醫生如果很積極地予以抗抑鬱藥，結果來訪者就可能失去探索心靈深處的機會。腫瘤的治療更是如此，不斷的手術、放療、化療，結果腫瘤細胞沒有了，生命也完結了。正如尼采在《曙光》中所寫：

有些人爬山的時候就好像是山林中的野獸，無所畏懼，勇往直前。即便是汗水濕透衣背，心中惦念的仍然是那遠處的頂峰。雖然攀登的途中有無數良辰美景，卻無心欣賞，在意的只有那下一步的步伐。

類似的悲劇天天在發生，不覺得可悲嗎？下面再用日本劍客宮本武藏和柳生又壽郎的故事來說明「過於積極不一定是好事」：

柳生又壽郎由於年少荒嬉，不肯接受父親的教導專心習劍，被父親逐出了家門。於是受了刺激的柳生，發誓要成為一名偉大的劍手，而獨自跑到一荒山，去見當時最負盛名的宮本武藏，要求拜師學藝。

拜見了宮本武藏，柳生熱切的問道：「假如我努力的學習，需要多少年才能成為一流的劍手？」

武藏說：「你的全部餘年！」

「我不能等那麼久，」柳生更急切的說，「只要你肯教我，我願意下任何苦功去達成目的，甚至當你的僕人跟隨你。那需要多久的時間？」

「那，也許需要十年。」宮本武藏說。

柳生更著急了：「哎呀！家父年事已高，我要在他生前就看見我成為一流的劍手。十年太久了，如果我加倍努力學習需時多久？」

「嗯，那也許要三十年。」武藏緩緩的說。

柳生急得快哭出來了：「如果我不惜下任何苦功，日以繼夜的練劍，需要多少時間？」

「哦，那可能要七十年，」武藏說：「或者這輩子再也沒有希望成為劍手了。」

此時，柳生心裡糾結著一個大疑團：「這怎麼說呀？為什麼我愈努力，成為第一流劍手的時間就愈長呢？」

宮本答道：「要當一流劍客的先決條件，就是必須永遠保留一隻眼睛注視自己，不斷反省自己。現在，你兩隻眼睛都只盯著劍客的招牌，哪裡還有眼睛注視自己呢？」

柳生聽了，滿頭大汗，當場開悟，終成一代名劍客。

坦承自我

睦州陳尊宿問來參訪的僧人：「最近從哪裡來呢？」

僧人說：「從江西來。」

陳尊宿問：「踏破多少雙草鞋了？」

僧人聽了，茫無頭緒，竟回答不出。

陳尊宿突然問：「踏破多少雙草鞋了？」是天馬行空的神來之筆，當下截斷僧人的意識念流，他驚愕住了，不知如何回答。無論從禪學還是心理學角度說，不知如何回答就不回答是正確的，總比沒話找話說來得真實，這在禪學中稱「直心」，在心理學中稱「坦承自我」。

總是要說點什麼話，是我們許多現代人的大毛病，與自我感太重有關；或者是由於內心太自卑，所以需要用外在的東西來證明一下。正如下面的對話所示：

一個行腳和尚來參訪法真禪師。

法真問他：「悟道的人把東叫做什麼？」

和尚說：「不能叫做東。」

法真罵說：「你這個臭笨驢！不叫東叫什麼？」

和尚啞口無言。

叔本華贊成這種坦承，他說：「誠實的狗搖尾示好，比人們的那些表面工夫更有價值」。

尼采也高度贊成坦承的行為，他在《善惡的彼岸》中寫道：

兩人就同一件事進行敘述。一個人講得很差，另一個人講得很好。其中的差距並非說話的技術。

講得很差的人，為了讓聽眾產生興趣，使用了不少誇張的表現手法，聽眾也能感受到他的意圖與卑賤。

另一人對那件事真的有興趣，言語之中透著誠實，毫不矯揉造作。所以聽眾也能感受到真摯，便會豎起耳朵，使用想像力，將說話人的興趣變為自己的。

書籍也好，演員的演技也罷，都是如此，我們的活法也不例外。

需要注意的是，禪師打斷問話人還有一層意思，我們叫「反詰」，就是促進問話者內省，發現「真我」。因為，當你在說話時，突然被打斷，在那一剎那你會特別警醒，由於機械慣性被外力斬斷，真正的自我就會得到一個短暫的閃現機會。可惜的是，一般人在那一瞬間後，又被慣性的情緒、疑惑填滿，如憤怒對方為何如此無禮，或質疑對方為何打斷自己的話，真我又被五蘊幻網纏住了。

不要多事

有一回，一個人對大師說：「剛才有人端了一盤金元寶在路上走。」

大師說：「關我何事？」

那人又說：「後來他把金元寶端進你家了。」

大師說：「那關你何事？」

是的，一個人做什麼，關他人何事？再如：

僧人問：「怎麼樣才能說出那個真理的秘密？」

趙州咳嗽了一聲。

僧人急著問說：「莫非就是這個？」

趙州笑著說：「老僧咳嗽一下也不行嗎？」

你也太敏感了吧，我的咳嗽與你何干啊！

從療癒身心方面看，管閒事和敏感之人，就會經常處於壓力狀態，身心的健康往往不佳，容易生病。所以，保持平常心，不要多事。正如平田普岸禪師在詩偈《大道虛曠》中所說：

大道虛曠，常一真心，

善惡勿思，神清物表，

隨緣飲啄，更複何為？

意思是說：真理像虛空一樣遼闊無邊，事事物物處處無一不是真理，如果你能不去分別這是善那是惡，那麼真理自然會在你眼前顯現出來，如果你已經知道，我們隨時都在真理之中，除了隨緣生活，還有什麼好傷腦筋的呢？

生活本來就是這麼單純。然而，人心難平，不能安於「平常心」，常被頭腦中的念頭驅趕著做這做那，一刻也不得消停，所以麻煩也多。

尋我「真我」

切忌從他覓，迢迢與我疏。
我今獨自往，處處得逢渠。
渠今正是我，我今不是渠。
應須恁麼會，方得契如如。

這是洞山禪師在渡過一條溪流時，見到自己在水中的倒影，大徹大悟，而寫下的偈子，意思是：真我不可向外求，越求越遠；我今日獨自行走，處處都遇到水中的倒影。倒影正是我，但我已不是倒影了。必須這麼體會，才能契合如如。

看著自己在水中的倒影或鏡中影像，會讓人意識到「虛實」的問題：我們有很多個「我」，有些我就像水中倒影般，其實是虛幻無常的。我們應該有一個真實的「我」，生命的追尋必須能契合這個真實的「我」，才算圓滿。佛法，就是要在眾多的我中，幫你找到那個真正的「我」。

長沙景岑禪師提出：

學道之人不識真，只為從來認識神，
無始劫來生死本，癡人喚作本來人。

意思是：修道人不能認識真正的自己，乃是因為錯把識神當成我。其實，識神是無始劫來輪迴生死的根本，只有愚癡的人才會把它當作本來的自己。

這裡的識神就是「假我」，許多修道之人無法認識「真我」，我們大眾更是很難區別「假我」與「真我」。

我們認為，從通俗的角度看，「假我」與「真我」的區別主要在動機方面。「假我」的動機往往是利己的、自私的，是存在「我執」和「法執」的。有時儘管表面上看是做善事，但真正的動機是非常陰暗的。這種情況在我們周圍非常常見，那些偽君子、做秀者的表現均屬「假我」所為，中國人的人情、面子也屬「假我」。「真我」的動機往往是從敬畏生命的角度、宇宙的角度、人類的角度出發，是慈悲的、利他的，是無「我執」和「法執」的。

需要注意的是，「假我」跟「作惡」、「真我」與「行善」不存在對等的關係。故佛經提出：「以無執著心行善惡皆無咎。」意思是，若人以無執著的心，不論是作惡或行善，都沒有過錯。換句話說就是，即使一般人認為是惡事，而人以無執著的心來做，連一點罪也沒有。相反的，即使是一般人認為的善事，而人以執著的心來做，則談不上任何功德。借用尼采在《曙光》中的話說就是：

行為符合道德的人，並不一定是道德的人。

也許他只是服從於道德，也許他並無主見，只是為了面子而已。

抑或是因為驕傲自滿，也有可能是束手無策，只得放棄，甚至可能是覺得麻煩，才故意選擇符合道德的行為。

所以，我們無法將符合道德的行為認為道德，道德的真假也無法根據行為來判斷。可以看出，尋找「真我」對完善人格、彌補道德教育的缺陷、促進健康和幸福有益。正如下面這則故事所示：

從前，有位統治者苦苦思索有關生命的問題。他想瞭解善惡的本質，於是命令僕人給他找來世界上最好、最美、最寶貴的器官。僕人拿來了動物的心臟和舌頭。統治者盯著這些器官，思索它們的含義。隨後，他又派僕人去找世界上最壞、最醜、最沒用的器官。僕人回來時還是拿著一顆心臟和一隻舌頭。

統治者驚奇地問：「你拿來最好的器官是心臟和舌頭，最差的也是心臟和舌頭，這是怎麼回事？」僕人畢恭畢敬地答道：「如果人的思想感受發自內心，舌頭忠實地表達真情實意，那麼心臟和舌頭就是最寶貴的器官，擁有這樣的心臟和舌頭的人就會健康幸福。但是，一旦人拒絕表露真心，否認真情實感，舌頭欺瞞哄騙，那麼心臟和舌頭對人就是一種懲罰，因為在外播下的不會填滿內心，驅散人的幸福。」

信心銘

至道無難，唯嫌揀擇。但莫憎愛，洞然明白。
毫釐有差，天地懸隔。欲得現前，莫存順逆。
違順相爭，是為心病。不識玄旨，徒勞念靜。
圓同太虛，無欠無餘。良由取捨，所以不如。
莫逐有緣，勿住空忍。一種平懷，泯然自盡。
止動歸止，止更彌動。唯滯兩邊，寧知一種。
一種不通，兩處失功。遣有沒有，從空背空。
多言多慮，轉不相應。絕言絕慮，無處不通。
歸根得旨，隨照失宗。須臾返照，勝卻前空。
前空轉變，皆由妄見。不用求真，唯須息見。
二見不住，慎勿追尋。才有是非，紛然失心。
二由一有，一亦莫守。一心不生，萬法無咎。
無咎無法，不生不心。能隨境滅，境逐能沉。
境由能境，能由境能。欲知兩段，元是一空。

一空同兩，齊含萬象。不見精粗，寧有偏黨。
大道體寬，無易無難。小見狐疑，轉急轉遲。
執之失度，必入邪路。放之自然，體無去住。
任性合道，逍遙絕惱。繫念乖真，昏沉不好。
不好勞神，何用疏親。欲取一乘，勿惡六塵。
六塵不惡，還同正覺。智者無為，愚人自縛。
法無異法，妄自愛著。將心用心，豈非大錯。
迷生寂亂，悟無好惡。一切二邊，良由斟酌。
夢幻虛華，何勞把捉。得失是非，一時放卻。
眼若不睡，諸夢自除。心若不異，萬法一如。
一如體玄，兀爾忘緣。萬法齊觀，歸複自然。
泯其所以，不可方比。止動無動，動止無止。
兩既不成，一何有爾。究竟窮極，不存軌則。
契心平等，所作俱息。狐疑盡淨，正信調直。
一切不留，無可記憶。虛明自照，不勞心力。
非思量處，識情難測。真如法界，無他無自。
要急相應，唯言不二。不二皆同，無不包容。

十方智者，皆入此宗。宗非促延，一念萬年。
無在不在，十方目前。極小同大，妄絕境界。
極大同小，不見邊表。有即是無，無即是有。
若不如是，必不須守。一即一切，一切即一。
但能如是，何慮不畢。信心不二，不二信心。
言語道斷，非去來今。

《信心銘》是禪宗三祖僧璨所作，它可以幫助我們更好地樹立起修禪的正知正見，雖然文字不多，但可以說它字字珠璣，對禪修者來說，極富指導意義。如果我們能把它背誦下來，並時時任意拈取其中一句，細細品味，對我們療癒身心具有極大的利益，故錄於此。下文是直譯，供讀者參考：

悟道不難，由心而悟；為何不悟，只在分別。
諸相皆幻，莫取憎愛；如實觀照，自然明瞭。
會與不會，一念之差；成聖成凡，天地之別。
若欲真現，唯除妄心；除妄之法，莫存順逆。
妄起分別，違順成病；明真一如，不藥而癒。

不識要旨，如何起修；盲修瞎練，所做徒勞。
本心具足，圓同太虛；不增不減，無欠無餘。
只因取捨，分別對待；所以不明，真如本心。
心莫攀緣，不執於有；心勿空忍；不執於無。
空有不住，平常心境；此無彼滅，相對自盡。
欲止妄念，由動歸靜；若止此心，妄念更動。
止動求靜，唯滯兩邊；生滅打轉，怎知真心。
不明真心，如何下手；空有兩處，徒勞失功。
遣有之心，有反不去；從空之心，空反背空。
多言外求，多慮內思；識心更起，轉不相應。
絕言不攀，絕慮不妄；妄息真現，無處不通。
回歸根本，便得要旨；隨塵而去，則失心宗。
不怕念起，只怕覺遲；須臾返照，勝前空境。
前有後空，轉變之境；空有之相，妄見所起。
不用求真，真心本有；因妄迷真，息見則現。
相對不存，兩邊不住；了知此理，慎勿追尋。
若入二見，是非對待；便起紛然，失其淨心。

相對知見，一心而起；回歸此心，亦莫執守。
一心不生，諸緣不入；此心清淨，萬法無咎。
萬法無咎，何用萬法；已是無心，不執清淨。
心隨境滅，境逐心沉；心本無生，因境而有。
境因心有，心能顯境；境本無分，因心而別。
心境兩段，因緣所生；此為不實，元是一空。
緣起性空，一空同兩；性空緣起，齊含萬象。
自性本空，不存知見；無分精粗，豈有偏袒。
心量廣大，能包太虛；無易無難，唯嫌揀擇。
小根之人，不信自佛；向外修行，越急越慢。
執法而修，失機自度；心已不正，必入邪路。
萬緣放下，一切自然；心體無住，任運而行。
任順本性，合道相應；逍遙自在，自絕煩惱。
刻意繫念，乖離真心；放任隨去，昏沉不好。
自然修行，不好勞神；道本平常，何用疏親。
欲取佛乘，一切無礙；心淨不染，勿惡六塵。
六塵無過，並非罪惡；能悟此理，還同正覺。

三界無物，故智無為；愚人誤有，自縛其心。
是法平等，無有高下；妄自分別，貪愛執著。
真心本有，其心本淨；以心找心，豈非大錯。
心迷則生，寂靜動亂；悟無好惡，動靜自在。
一切對待，皆是二邊；妄心自分，思維斟酌。
身心世界，夢幻空花；虛妄不實，何勞把捉。
得失之心，是非之事；一時放卻，便契大道。
眼若不睡，其人清醒；迷幻不起，諸夢自除。
若見諸相，心不分別；萬法實相，本是一如。
歸一真如，體不思議；其心不動，萬緣忘卻。
萬法齊觀，其性平等；歸複面目，本來自然。
泯除相對，破除分別；更不可以，計度比較。
若欲止動，無動可止；動止而靜，無靜可止。
動止相對，既然不成；絕對一名，何有此事。
究竟之地，窮極之處；真心不存，一切軌則。
契入真心，一切平等；所作行為，全部俱息。
妄息真現，疑惑盡淨；正信已立，心性調直。

妄執以破，一切不留；心如虛空，無可記憶。
虛明如鏡，物來自照；不假方便，不勞心力。
真如體性，非思可量；真如妙用，識情難測。
真如之性，一真法界；無二無別，無他無自。
要契真如，急於相應；唯言此道，不二法門。
十方法界，不二皆同；森羅萬象，無不包容。
十方智者，因悟不二；皆入此心，萬流歸宗。
心無時間，非促非延；一念萬年，萬年一念。
心非一物，故無空間；無在不在，十方即是。
極小微塵，大同世界；妄絕境界，小大無二。
極大世界，同小微塵；不見邊表，大小無二。
有是緣生，無是本因；無是緣生，有是本因。
修行境界，若不如是；切莫滯守，往前邁進。
由體而用，一即一切；由用歸體，一切即一。
但能如是，依此而修；何憂何慮，道業不畢。
建立信心，須悟不二；已證不二，真正信心。
證道境界，無以言說；一念頓悟，三心不得。

證道歌

君不見，絕學無為閑道人，不除妄想不求真，無明實性即佛性，幻化空身即法身，
法身覺了無一物，本源自性天真佛，五陰浮雲空去來，三毒水泡虛出沒。
證實相，無人法，　剎那滅卻阿鼻業，若將妄語誑眾生，自招拔舌塵沙劫。
頓覺了，如來禪，六度萬行體中圓，夢裡明明有六趣，覺後空空無大千。
無罪福，無損益，寂滅性中莫問覓，昔來塵鏡未曾磨，今日分明須剖析。
誰無念，誰無生！若實無生無不生，喚取機關木人問，求佛施功早晚成。
放四大，莫把捉，寂滅性中隨飲啄，諸行無常一切空，即是如來大圓覺。
決定說，表真乘，有人不肯任情征，直截根源佛所印，摘葉尋枝我不能。
摩尼珠，人不識，如來藏裡親收得，六般神用空不空，一顆圓光色非色。
淨五眼，得五力，唯證乃知難可測，鏡裡看形見不難，水中捉月爭拈得？
常獨行，常獨步，達者同游涅槃路，調古神清風自高，貌悴骨剛人不顧。
窮釋子，口稱貧，實是身貧道不貧，貧則身常披縷褐，道則心藏無價珍。
無價珍，用無盡，利物應機終不吝，三身四智體中圓，八解六通心地印，
上士一決一切了，中下多聞多不信，但自懷中解垢衣，誰能向外誇精進。

從他謗，任他非，把火燒天徒自疲，我聞恰似飲甘露，銷融頓入不思議。
觀惡言，是功德，此即成吾善知識，不因訕謗起冤親，何表無生慈忍力。
宗亦通，說亦通，定慧圓明不滯空，非但我今獨達了，恒沙諸佛體皆同。
獅子吼，無畏說，百獸聞之皆腦裂，香象奔波失卻威，天龍寂聽生欣悅。
游江海，涉山川，尋師訪道為參禪，自從認得曹溪路，了知生死不相關。
行亦禪，坐亦禪，語默動靜體安然，縱遇鋒刀常坦坦，假饒毒藥也閑閑，
我師得見燃燈佛，多劫曾為忍辱仙。
幾回生，幾回死，生死悠悠無定止，自從頓悟了無生，于諸榮辱何憂喜。
入深山，住蘭若，岑崟幽邃長松下，優遊靜坐野僧家，　寂安居實瀟灑。
覺即了，不施功，一切有為法不同，住相布施生天福，猶如仰箭射虛空。
勢力盡，箭還墜，招得來生不如意，爭似無為實相門，一超直入如來地。
但得本，莫愁末，如淨瑠璃含寶月，既能解此如意珠，自利利他終不竭。
江月照，松風吹，永夜清宵何所為，佛性戒珠心地印，霧露雲霞體上衣。
降龍缽，解虎錫，兩鈷金環鳴歷歷，不是標形虛事持，如來寶杖親蹤跡。
不求真，不斷妄，了知二法空無相，無相無空無不空，即是如來真實相。
心鏡明，鑒無礙，廓然瑩徹周沙界，萬象森羅影現中，一顆圓光非內外。
豁達空，撥因果，莽莽蕩蕩招殃禍，棄有著空病亦然，還如避溺而投火。

舍妄心，取真理，取捨之心成巧偽，學人不了用修行，真成認賊將為子。
損法財，滅功德，莫不由斯心意識，是以禪門了卻心，頓入無生知見力。
大丈夫，秉慧劍，般若鋒兮金剛焰，非但空摧外道心，早曾落卻天魔膽。
震法雷，擊法鼓，布慈雲兮灑甘露，龍象蹴踏潤無邊，三乘五性皆醒悟，
雪山肥膩更無雜，純出醍醐我常納，一性圓通一切性，一法遍含一切法，
一月普現一切水，一切水月一月攝，諸佛法身入我性，我性同共如來合，
一地具足一切地，非色非心非行業，彈指圓成八萬門，　那滅卻三祇劫，
一切數句非數句，與吾靈覺何交涉。
不可毀，不可贊，體若虛空無涯岸，不離當處常湛然，覓即知君不可見。
取不得，捨不得，不可得中祇麼得。
默時說，說時默，大施門開無壅塞，有人問我解何宗，報導摩訶般若力，
或是或非人不識，順行逆行天莫測，吾早曾經多劫修，不是等閒相誑惑。
建法幢，立宗旨，明明佛勅曹溪是，第一迦葉首傳燈，二十八代西天記。
法東流，入此土，菩提達摩為初祖，六代傳衣天下聞，後人得道何窮數。
真不立，妄本空，有無俱遣不空空，二十空門元不著，一性如來體自同。
心是根，法是塵，兩種猶如鏡上痕，痕垢盡除光始現，心法雙忘性即真。
嗟末法，惡時世，眾生福薄難調製，去聖遠兮邪見深，魔強法弱多怨害，

聞說如來頓教門，恨不滅除令瓦碎。
作在心，殃在身，不須怨訴更尤人，欲得不招無間業，莫謗如來正法輪！
旃檀林，無雜樹，郁密森沉獅子住，靜林間，獨自遊，飛禽走獸皆遠去。
獅子兒，眾隨後，三歲便能大哮吼，若是野干逐法王，百年妖怪虛開口。
圓頓教，勿人情，有疑不決直須爭，不是山僧逞人我，修行恐落斷常坑。
非不非，是不是，差之毫釐失千里，是則龍女頓成佛，非則善星生陷墜，
吾早年來積學問，亦曾討疏尋經論，分別名相不知休，入海算沙徒自困，
卻被如來苦訶責，數他珍寶有何益。從來蹭蹬覺虛行，多年枉作風塵客。
種性邪，錯知解，不達如來圓頓制，二乘精進沒道心，外道聰明無智慧。
亦愚癡，亦小騃，空拳指上生實解，執指為月枉施功，根境法中虛揑怪，
不見一法即如來，方得名為觀自在。
了即業障本來空，未了應須還夙債。
饑逢王膳不能餐，病遇醫王爭得瘥。
在欲行禪知見力，火中生蓮終不壞，勇施犯重悟無生，早時成佛於今在。
獅子吼，無畏說，深嗟懵懂頑皮靼，只知犯重障菩提，不見如來開秘訣。
有二比丘犯婬殺，波離螢光增罪結，維摩大士頓除疑，猶如赫日銷霜雪。
不思議，解脫力，妙用恒沙也無極，四事供養敢辭勞，萬兩黃金亦消得，

粉身碎骨未足酬，一句了然超百億。
法中王，最高勝，恒沙如來同共證，我今解此如意珠，信受之者皆相應。
了了見，無一物，亦無人，亦無佛，大千沙界海中漚，一切聖賢如電拂。
假使鐵輪頂上旋，定慧圓明終不失。
日可冷，月可熱，眾魔不能壞真說，象駕崢嶸慢進途，誰見螳螂能拒轍。
大象不游於兔徑，大悟不拘于小節，莫將管見謗蒼蒼，未了吾今為君訣。
永嘉證道歌（終）

此為唐慎水沙門玄覺撰，是大師悟道後心得精華的文字記錄，是一個真正悟道者的見解。不但見解高深，而且詩歌節奏鏗鏘有力，朗朗上口，這首歌在教內教外廣為傳誦，啟發著現在和將來希望早點覺悟的人們。錄於此，有興趣的讀者可試著自行去參、去悟。

後記

現代人天天講求生活品質、健康長壽，卻常常忘記心靈品質和生命品質，它包含死亡、自由與責任、孤獨、意義等「存在性」問題。對這些問題的態度直接影響著我們的生活和成長方式，也影響著我們衰老和生病的方式。

現在市面上許多關於養生保健、疾病治療的知識和方法都停留在意識的表面層次，根本沒有涉及「人」的深層次問題，用其療癒病痛就像是隔靴搔癢。

「莫搔不癢之處」偉大的阿道夫・邁耶如是忠告一代精神病學學生。本書即在這一精神的指引下完稿的。

如果大家能放棄對醫生及藥物的過度依賴，如果大家願意放棄對生命體毫無意義的診療和干預；如果大家在嚮往不朽，希望有歸屬、關聯和意義的同時，有勇氣用禪的智慧去面對不可避免的死亡、自由與責任、孤獨和無意義，我相信長期下來將有助於提升國民的健康水準、改善患者的用藥情況、打破趨於僵化的醫療現狀。

如此，我心甚慰！

參考書目

1. 包祖曉，與自己和解：用禪的智慧治療神經症。第一版，北京：華夏出版社，二〇一五。
2. 中華醫學會精神科分會，中國精神障礙分類與診斷標準。第三版，濟南：山東科學技術出版社，二〇〇一。
3. Mark Williams，Danny Penman 著，劉海青譯，正念禪修。第一版，北京：九州出版社，二〇一三。
4. 馬克．威廉姆斯，約翰．蒂斯代爾，津戴爾．塞戈等著，譚浩清譯，改善情緒的正念療法。第一版，北京：中國人民大學出版社，二〇〇九。
5. 喬．卡巴金著，雷叔雲譯，正念。第一版，海南：海南出版社，二〇一二。
6. Shamash Alidina 著，趙經緯，劉甯，李如彥譯，正念冥想：遇見更好的自己。第一版，北京：人民郵電出版社，二〇一四。
7. 胡適，心與禪。第一版，北京：新世界出版社，二〇一二。
8. 宗薩蔣揚欽哲仁波切，正見：佛陀的證悟。第一版，北京：中國書籍出版社，二〇一一。
9. 艾雅．凱瑪著，陳錦書譯，禪與自在解脫。第一版，深圳：深圳報業集團出版社，二〇〇九。
10. 聖嚴法師，禪的體驗。第一版，西安：陝西師範大學出版社，二〇〇九。
11. 王溢嘉，洗心禪。第一版，北京：國際文化出版公司，二〇〇七。
12. 釋繼程，心的鍛煉：禪修的觀念與方法。第一版，北京：世界知識出版社，二〇一一。
13. 廖閱鵬，禪門詩偈三百首。第一版，北京：九州出版社，二〇一二。

14. 廖閱鵬，禪門語錄三百篇。第一版，北京：九州出版社，二〇一二。
15. 廖閱鵬，禪門公案三百則。第一版，北京：九州出版社，二〇一二。
16. 許添盛，我心醫我病：新時代身心靈整體健康觀。第一版，北京：華文出版社，二〇一〇。
17. 歐文．D．亞隆著，黃峥，張怡玲，沈東鬱譯，存在主義心理治療。第一版，北京：商務出版社，二〇一五。
18. 蘭德爾．菲茨傑拉德著，但漢松，董蘋譯，百年謊言：食物和藥品如何損害你的健康。第二版，北京：北京師範大學出版集團，二〇一一。
19. 大衛．阿古斯著，陳婷君譯，無病時代：走出健康誤區，終結盲目醫療！。第一版，北京：中信出版社，二〇一四。
20. 易喜燕，翟飆，佛家養生語錄。第一版，重慶：重慶出版集團，二〇〇八。
21. 路泉剛，穆國庫，李豔琴等著，向佛門學點養心治病之道。第一版，重慶：重慶出版集團，二〇一〇。
22. 徐鈞，當弗洛依德遇見佛陀：心理治療師對話佛學智慧。第一版，北京：線裝書局，二〇一二。
23. 李良松，佛陀醫話。第一版，北京：學苑出版社，二〇一四。
24. 李良松，佛教精神醫學。第一版，北京：學苑出版社，二〇一四。
25. 拉德米拉．莫阿卡甯著，藍蓮花譯，榮格心理學與藏傳佛教：東西方的心靈之路。第一版，北京：世界圖書出版社，二〇一五。
26. 托瓦爾特·德特雷福仁，呂迪格·達爾可著，易之新譯，疾病心理學。第一版，上海：上海三聯書店，二〇一四。
27. 莎朗·莎茲伯格著，董智穎，郭薇，漆文欣譯，冥想的力量：二十八天體會真正的快樂。第一版，北京：電子工業出版社，二〇一三。
28. 羅斯·霍恩著，薑學清譯，現代醫療批判。第一版，上海：上海三聯書店，二〇〇五。
29. 卡爾·古斯塔夫·榮格著，關群德譯，心理結構與心理動力學。第一版，北京：國際文化出版公司，二〇一一。
30. 張玉龍，疾病的價值。第一版，桂林：廣西師範大學出版社，二〇一四。

喚醒身體的自癒力：

用禪的智慧幫你找回心中的平靜

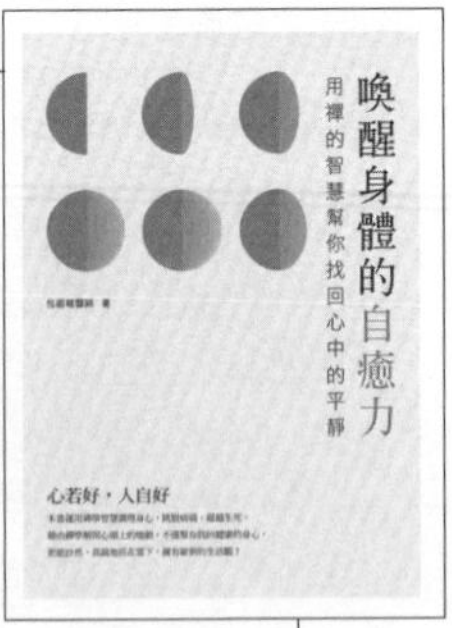

作　　者　包祖曉

發 行 人　林敬彬
主　　編　楊安瑜
編　　輯　何亞樵
內頁編排　李偉涵
封面設計　陳語萱
編輯協力　陳于雯、林裕強

出　　版　大都會文化事業有限公司
發　　行　大都會文化事業有限公司
11051台北市信義區基隆路一段432號4樓之9
讀者服務專線：（02）27235216
讀者服務傳真：（02）27235220
電子郵件信箱：metro@ms21.hinet.net
網　　　址：www.metrobook.com.tw

郵政劃撥　14050529 大都會文化事業有限公司
出版日期　2019年04月初版一刷
定　　價　380元
ISBN　978-986-97111-5-9
書　　號　Health+132

Metropolitan Culture Enterprise Co., Ltd
4F-9, Double Hero Bldg., 432, Keelung Rd., Sec. 1, Taipei 11051, Taiwan
Tel:+886-2-2723-5216　Fax:+886-2-2723-5220
Web-site:www.metrobook.com.tw　E-mail:metro@ms21.hinet.net

◎本書由華夏出版社授權繁體字版之出版發行。
◎本書如有缺頁、破損、裝訂錯誤，請寄回本公司更換

國家圖書館出版品預行編目（CIP）資料

喚醒身體的自癒力：用禪的智慧幫你找回心中的平靜 / 包祖曉著.
-- 初版. -- 臺北市：大都會文化, 2019.04
320 面；17x23公分. -- (Health ; 132)
ISBN 978-986-97111-5-9(平裝)
1.禪學 2.心靈療法

418.98　107023880

大都會文化　讀者服務卡

書名：喚醒身體的自癒力：用禪的智慧幫你找回心中的平靜
謝謝您選擇了這本書！期待您的支持與建議，讓我們能有更多聯繫與互動的機會。

A. 您在何時購得本書：______年______月______日
B. 您在何處購得本書：___________書店，位於___________（市、縣）
C. 您從哪裡得知本書的消息：
1. □書店　2. □報章雜誌　3. □電台活動　4. □網路資訊
5. □書籤宣傳品等　6. □親友介紹　7. □書評　8. □其他
D. 您購買本書的動機：（可複選）
1. □對主題或內容感興趣　2. □工作需要　3. □生活需要
4. □自我進修　5. □內容為流行熱門話題　6. □其他
E. 您最喜歡本書的：（可複選）
1. □內容題材　2. □字體大小　3. □翻譯文筆　4. □封面　5. □編排方式　6. □其他
F. 您認為本書的封面：1. □非常出色　2. □普通　3. □毫不起眼　4. □其他
G. 您認為本書的編排：1. □非常出色　2. □普通　3. □毫不起眼　4. □其他
H. 您通常以哪些方式購書：（可複選）
1. □逛書店　2. □書展　3. □劃撥郵購　4. □團體訂購　5. □網路購書　6. □其他
I. 您希望我們出版哪類書籍：（可複選）
1. □旅遊　2. □流行文化　3. □生活休閒　4. □美容保養　5. □散文小品
6. □科學新知　7. □藝術音樂　8. □致富理財　9. □工商企管　10. □科幻推理
11. □史地類　12. □勵志傳記　13. □電影小說　14. □語言學習（____語）
15. □幽默諧趣　16. □其他
J. 您對本書（系）的建議：

K. 您對本出版社的建議：

讀者小檔案

姓名：______________ 性別：□男　□女　生日：____年____月____日
年齡：□ 20 歲以下 □ 21 ～ 30 歲 □ 31 ～ 40 歲 □ 41 ～ 50 歲 □ 51 歲以上
職業：1. □學生 2. □軍公教 3. □大眾傳播 4. □服務業 5. □金融業 6. □製造業
7. □資訊業 8. □自由業 9. □家管 10. □退休 11. □其他
學歷：□國小或以下 □國中 □高中／高職 □大學／大專 □研究所以上
通訊地址：______________________________
電話：（H）______________（O）______________ 傳真：______________
行動電話：__________________ E-Mail：______________________
◎謝謝您購買本書，也歡迎您加入我們的會員，請上大都會文化網站 www.metrobook.com.tw 登錄您的資料。您將不定期收到最新圖書優惠資訊和電子報。

用禪的智慧幫你找回心中的平靜

喚醒身體的自癒力

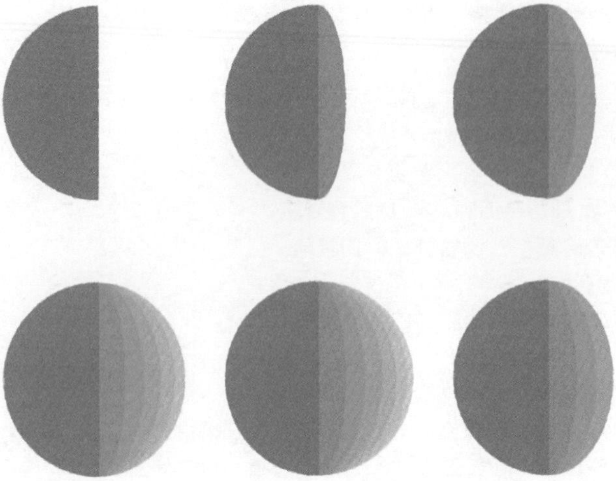

北區郵政管理局
登記證北台字第9125號
免貼郵票

大都會文化事業有限公司

讀者服務部　收

11051 臺北市基隆路一段432號4樓之9

寄回這張服務卡〔免貼郵票〕
您可以：
◎不定期收到最新出版訊息
◎參加各項回饋優惠活動

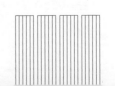

大都會文化
METROPOLITAN CULTURE

大都會文化
METROPOLITAN CULTURE

大都會文化
METROPOLITAN CULTURE

大都會文化
METROPOLITAN CULTURE